Collana
Aspetti psico-sociali della sclerosi multipla

Curatori:
Maria Pia Amato
Sandro Sorbi

Springer
Milano
Berlin
Heidelberg
New York
Hong Kong
London
Paris
Tokyo

M.P. Amato

Qualità della vita

Volume 2

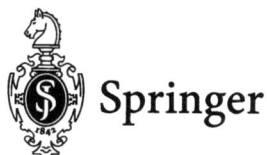
Springer

M.P. AMATO
Clinica Neurologica I
Università degli Studi
Firenze

Si ringrazia SCHERING S.p.A. per aver contribuito alla realizzazione di questo volume

Springer-Verlag Italia
una società del gruppo BertelsmannSpringer Science+Business Media GmbH

© Springer-Verlag Italia, Milano 2002

http://www.springer.it

ISBN 88-470-0199-4

Quest'opera è protetta dalla legge sul diritto d'autore. Tutti i diritti, in particolare quelli relativi alla traduzione, alla ristampa, all'utilizzo di illustrazioni e tabelle, alla citazione orale, alla trasmissione radiofonica o televisiva, alla riproduzione su microfilm o in database, o alla riproduzione in qualsiasi altra forma (stampa o elettronica) rimangono riservati anche nel caso di utilizzo parziale. La riproduzione di quest'opera, anche se parziale, è ammessa solo ed esclusivamente nei limiti stabiliti dalla legge sul diritto d'autore ed è soggetta all'autorizzazione dell'editore. La violazione delle norme comporta le sanzioni previste dalla legge.

L'utilizzo in questa pubblicazione di denominazioni generiche, nomi commerciali, marchi registrati, ecc. anche se non specificamente identificati, non implica che tali denominazioni o marchi non siano protetti dalle relative leggi e regolamenti.
Responsabilità legale per i prodotti: l'editore non può garantire l'esattezza delle indicazioni sui dosaggi e l'impiego dei prodotti menzionati nella presente opera. Il lettore dovrà di volta in volta verificarne l'esattezza consultando la bibliografia di pertinenza.

Progetto grafico della copertina: Simona Colombo
Fotocomposizione: Copy Card Center (San Donato Milanese)
Stampa: Grafiche Erredue (Cirimido)

SPIN: 10903247

Prefazione

La sclerosi multipla (SM) rappresenta il paradigma di una malattia cronica ad evoluzione generalmente invalidante, il cui profondo impatto psico-sociale deriva dal fatto di colpire giovani adulti nelle fasi più produttive della vita.

Pur non riducendo in modo significativo l'aspettativa di vita del malato, la malattia è destinata infatti a determinare un profondo riflesso sull'autonomia funzionale, sulle reazioni psico-affettive, sulle relazioni familiari e sociali e sull'inserimento lavorativo del soggetto. Dalla complessa interazione tra questi diversi aspetti e l'aggiustamento psicologico del malato deriva l'impatto complessivo sulla qualità di vita dei pazienti e dei familiari stessi.

Nel campo delle malattie croniche, la valutazione della qualità della vita si è pertanto affermata negli anni più recenti come strumento per determinare il bilancio complessivo tra l'efficacia delle terapie e gli svantaggi e limitazioni che queste inevitabilmente comportano per il malato, il cui giudizio diventa pertanto determinante nella valutazione della qualità degli interventi terapeutico-assistenziali.

Nel secondo volume di questa collana gli Autori affrontano lo sviluppo storico del moderno concetto di qualità della vita, le problematiche relative alla misurazione della qualità della vita attraverso strumenti di valutazione generici o specifici per la SM, e forniscono una panoramica degli studi fino ad ora condotti in questo campo. Gli ultimi capitoli sono infine dedicati al problema dei modelli di assistenza in relazione alla qualità della vita dei pazienti e alla valutazione dei costi sociali della malattia.

M.P. Amato
Responsabile Settore Sclerosi Multipla
Clinica Neurologica I
Università di Firenze

S. Sorbi
Direttore
Clinica Neurologica I
Università di Firenze

Indice

Introduzione
V. Zipoli, E. Portaccio 1

1 Qualità della vita nella sclerosi multipla: lo stato dell'arte
F. Patti, M. Cacopardo 5

2 Scale di valutazione: utilità e limiti
A. Solari 17

3 Assistenza domiciliare, assistenza ospedaliera e qualità della vita nel paziente con sclerosi multipla: due modelli a confronto
C. Pozzilli, G. Borriello 29

4 Costi sociosanitari della sclerosi multipla
M.P. Amato, G. Siracusa 37

Conclusioni
M.P. Amato 45

Indice analitico 47

Elenco degli autori

M.P. Amato
Clinica Neurologica I,
Università degli Studi, Firenze

G. Borriello
Dipartimento di Scienze Neurologiche
Università "La Sapienza",
Roma

M. Cacopardo
Azienda Policlinico,
Catania

F. Patti
Azienda Policlinico,
Catania

E. Portaccio
Clinica Neurologica I,
Università degli Studi, Firenze

C. Pozzilli
Dipartimento di Scienze Neurologiche
Università "La Sapienza",
Roma

G. Siracusa
Clinica Neurologica I,
Università degli Studi, Firenze

A. Solari
Laboratorio di Epidemiologia,
Istituto Nazionale Neurologico
Carlo Besta, Milano

V. Zipoli
Clinica Neurologica I,
Università degli Studi, Firenze

Introduzione

V. ZIPOLI, E. PORTACCIO

Negli ultimi anni si è osservato un crescente interesse per la qualità della vita (QdV) nella valutazione dell'impatto degli interventi socio-sanitari sulla vita dei pazienti oltre che sul loro corpo. Questo è legato soprattutto all'incremento del numero di soggetti affetti da malattie croniche e invalidanti, che vivono senza una speranza di guarigione, in cui oltre al danno organico prodotto dalla malattia, risultano compromessi il benessere fisico, psichico e sociale.

In questi casi le misure tradizionalmente usate per valutare gli effetti della malattia e i risultati degli interventi terapeutici ed assistenziali, come morbilità e mortalità, non sono completamente adeguate. La valutazione della QdV si è pertanto affermata recentemente come uno dei principali *outcome* dei trial clinici e delle indagini sanitarie. Essa è inoltre importante nella pratica clinica per valutare il bilancio globale tra i benefici derivanti dal trattamento e i disagi causati dagli effetti collaterali e dalle limitazioni imposte da esso.

Relativamente alla valutazione della QdV, esistono tuttavia numerosi problemi tuttora irrisolti.
1. Non esiste ancora chiarezza sul preciso significato del termine QdV. La QdV può essere di volta in volta interpretata come risposta emotiva agli eventi della vita, impatto della malattia in ambito sociale, emozionale, occupazionale e familiare, benessere personale, il coincidere tra le proprie aspettative e la realtà o l'abilità a soddisfare i propri bisogni. Secondo alcuni Autori [1] la percezione della QdV è basata su un processo cognitivo simile a quello usato per formulare opinioni e giudizi. Questo processo comprende una fase analitica, in cui l'individuo identifica i singoli determinanti della QdV e le relazioni tra di essi, e una fase di sintesi, in cui l'integrazione dei giudizi su ciascun determinante porta a una valutazione globale della QdV. Il concetto di QdV è pertanto multidimensionale, nel senso che l'individuo deve valutare simultaneamente varie dimensioni per elaborare un giudizio globale. Gli stessi Autori [1] hanno individuato come principali determinanti della QdV le dimensioni psichica e fisica, mentre quella sociale sembra avere un effetto minore. Altri determinanti che compaiono spesso negli strumenti di valutazione della QdV come il sup-

porto sociale e i disturbi cognitivi, modificano il giudizio globale della QdV solo se influiscono sulla dimensione fisica o psichica. Infine la percezione della QdV può essere influenzata da altri fattori come i tratti della personalità.

2. Non è ancora chiaro quale sia il migliore strumento da usare per la misura della QdV; anche se sembra emergere un orientamento a favore dell'uso di strumenti specifici (studiati per una specifica malattia), in lettaratura ci sono numerosi studi effettuati con scale di misura generiche.

3. Sebbene sia opinione comune che la stima della QdV debba essere basata sul punto di vista del paziente, non sempre i questionari riflettono le preoccupazioni e i reali interessi del malato. Ad esempio, alcuni questionari sull'epilessia richiedono un giudizio sulla severità e la frequenza delle crisi, e non prendono in considerazione le difficoltà che il soggetto trova nell'identificarsi e nel confrontarsi con gli altri come "epilettico" [2]. Lo stato funzionale e i sintomi possono avere un impatto sulla QdV, ma non sono sinonimi di QdV. Ci sono differenze individuali nel modo di affrontare la vita, ed è noto che lo stesso livello di disabilità può determinare, in soggetti diversi, un'ampia varietà di stati esistenziali, dalla disperazione alla serenità [3]. Infatti il giudizio sulla QdV dipende dalla discrepanza tra le aspettative che il soggetto ha e la realtà che esso vive. Queste aspettative sono altamente specifiche per ogni individuo poiché dipendono dalle esperienze personali e da un complesso di fattori sociali, psicologici, socio-economici, demografici e culturali; inoltre esse sono strettamente correlate alla interazione tra il soggetto e l'ambiente in cui vive.

4. Nella valutazione della QdV, oltre a differenze interindividuali, vanno considerate le differenze intraindividuali. Infatti la QdV non è un concetto costante nel tempo, ma varia in relazione alle diverse fasi della malattia e all'atteggiamento che il paziente sviluppa nei confronti della malattia stessa. È stato osservato che, soprattutto nelle malattie croniche, i pazienti possono cambiare giudizio sulla propria QdV nel corso del tempo, anche in assenza di cambiamenti clinici oggettivi. Questo fenomeno, chiamato *response shift*, è alla base della percezione della QdV come descritto nel modello elaborato da Sprangers e Schwartz [4] (Fig. 1). Secondo tale modello la comparsa della malattia o le sue varie fasi (catalizzatore) inducono processi comportamentali, cognitivi e affettivi (meccanismi) che permettono l'adattamento alla nuova condizione (response shift) e che sono direttamente correlate alle esperienze precedenti dei pazienti (antecedenti). Pertanto, anche a fronte di un chiaro deterioramento del quadro clinico, la QdV di un paziente può non peggiorare o addirittura migliorare, nel momento in cui il soggetto riesce a ridefinire i propri obiettivi e a elaborare nuove strategie di adattamento rispetto all'evoluzione della malattia.

5. Un altro problema si pone quando la QdV deve essere valutata in pazienti che, a causa di deficit motori o del linguaggio, hanno difficoltà nell'esprimere il proprio giudizio. Altri pazienti possono rifiutare la valutazione poiché ritengono troppo gravoso dal punto di vista emotivo rispondere a determinate domande. Spesso sono proprio questi i pazienti in cui la valutazione della QdV è più utile per guidare le decisioni terapeutiche. In questi casi, piuttosto che perdere delle informazioni importanti, la valutazione può essere raccolta da un

Introduzione

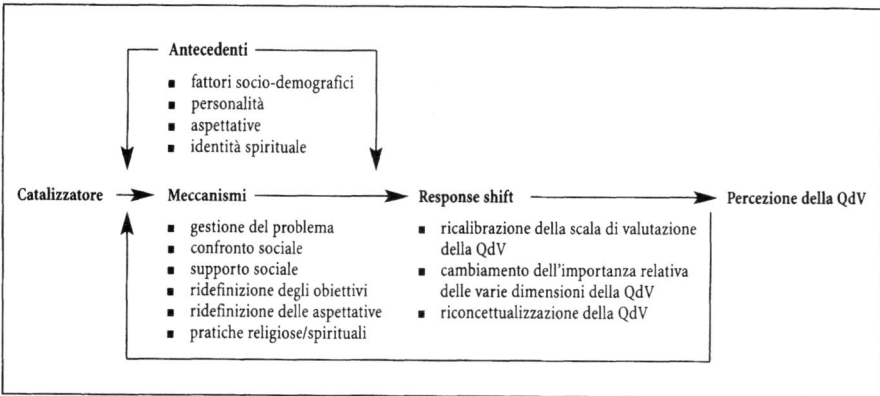

Fig. 1. Modello di response shift e qualità della vita (adattato da Spranger e Schwartz [4])

informatore surrogato (*proxy*), cioè una persona vicina al paziente ed in grado di stimare la sua QdV. Il giudizio del proxy è tanto più simile a quello del paziente quanto più questi gli è vicino e condivide con lui le esperienze quotidiane. È stato comunque dimostrato che esiste un buon accordo tra la valutazione del proxy e quella del paziente sugli aspetti più concreti ed osservabili, mentre è riportato un basso livello di accordo per i domini emozionali. [5, 6]. Il proxy in genere è capace di cogliere i cambiamenti della QdV nel tempo [7], ma tende a sottostimare la QdV del paziente. Un altro esempio è rappresentato dai pazienti affetti da disturbi cognitivi di grado significativo, tale da inficiare la comprensione del questionario e la validità stessa del risultato. In questa situazione sono stati prospettati due approcci: il primo, di tipo "pragmatico", prevede l'utilizzo del proxy come una fonte più valida di informazioni; il secondo, di tipo "filosofico", ritiene comunque utilizzabile il giudizio del paziente sottolineando che la valutazione della QdV deve essere fornita da chi la sta vivendo e non da persone che la giudicano dall'esterno.

Nei prossimi capitoli questi concetti saranno ripresi e sviluppati con riferimento specifico al paziente con sclerosi multipla e agli studi pubblicati in questo settore.

Bibliografia

1. Smith KW, Avis NE, Assmann SF (1999) Distinguishing between quality of life and health status in quality of life research: a meta-analysis. Qual Life Res 8:447-459
2. Scambler G, Hopkins A (1990) Generating a model of epileptic stigma: the role of qualitative analysis. Soc Sci Med 30:1187-1194
3. Pearlman RA, Uhlmann RF (1988) Quality of life in chronic diseases: perceptions of elderly patients. J Gerontol 43:25-30

4. Sprangers MA, Schwartz CE (1999) Integrating response shift into health-related quality of life research: a theoretical model. Soc Sci Med 48:1507-1515
5. Sprangers MA, Aaronson NK (1992) The role of health care providers and significant others in evaluating the quality of life of patients with chronic disease: a review. J Clin Epidemiol 45:743-760
6. Sneeuw KC, Aaronson NK, Sprangers MA, Detmar SB, Wever LD, Schornagel JH (1998) Comparison of patient and proxy EORTC QLQ-C30 ratings in assessing the quality of life of cancer patients. J Clin Epidemiol 51:617-631
7. Sneeuw KC, Aaronson NK, Sprangers MA, Detmar SB, Wever LD, Schornagel JH (1997) Value of caregiver ratings in evaluating the quality of life of patients with cancer. J Clin Oncol 15:1206-1217

1 Qualità della vita nella sclerosi multipla: lo stato dell'arte

F. PATTI, M. CACOPARDO

Negli ultimi 15-20 anni la qualità della vita (QdV) è diventata parte integrante delle condizioni di salute di ogni persona sia sana che ammalata, gli strumenti di misura della qualità della vita vengono usati sempre più frequentemente e la ricerca scientifica in campo medico e in campo neurologico offre sempre più spazio a questo argomento. Per dare una stima ancora più attendibile basta ricercare su MEDLINE "quality of life" per scoprire che negli ultimi 5 anni sono ben oltre 30.000 i contributi scientifici consegnati alla stampa specializzata. Se si analizzano poi i lavori che contengono "quality of life" e "multiple sclerosis", ci si accorge che l'80% di essi è stato pubblicato negli ultimi 10 anni.

Perché si misura la QdV

Nonostante la crescita d'interesse per quest'area, molti clinici appaiono scettici circa la possibilità di ricerca in campo sociale. I risultati e le conclusioni di questi lavori sembrano "vaghi" e talvolta appaiono privi di "validità", se comparati con quelli che derivano invece dai "rigidi" e "più scientifici" studi clinici con il supporto del "laboratorio" [1]. Ciò scaturisce dall'assunto, qualche volta eccessivamente sbilanciato e fuorviante, che le misure "mediche" e quelle attuate per il tramite di macchinari sofisticati (RMN, indagini neurofisiologiche, misure neuroimmunologiche, ecc.) siano più attendibili delle misure soggettive ottenute fra l'altro per autovalutazione dei pazienti. L'utilità di ciascuna misura, in ogni campo di interesse scientifico, dipende principalmente da validità, riproducibilità e sensibilità. Molte misure, ritenute erroneamente "solide" [1], quali ad esempio variazioni dei segni neurologici [2] o ancora più sofisticate reazioni biochimiche e ricerche di biologia molecolare [3] hanno dimostrato invece scarsa riproducibilità. Al contrario le misure di QdV hanno dimostrato di poter fornire risultati altamente riproducibili e validi in pazienti con sclerosi multipla (SM) [4-6]. In altre parole questi risultati apparentemente soggettivi possono generare informazioni sicure e incontrovertibili sul piano scientifico.

Le manifestazioni più frequenti della SM riguardano i disturbi neurologici. Certamente il danno neurologico rappresenta la misura più appropriata per la progressione della disabilità nei "clinical trials" riguardanti le terapie specifiche della SM ed in particolare le terapie in grado di modificare il decorso di malattia [7]. Tuttavia esistono almeno due motivi importanti perché vada riconsiderato il ruolo della QdV e della sua misura parimenti alle misure di danno e disabilità neurologici. Innanzi tutto la QdV, già definita dall'OMS come "uno stato di completo benessere fisico, mentale e sociale" [8], include nel suo ambito parecchie aree di interesse primario per le condizioni di salute, quali benessere globale, funzioni ed attività sociali, e profilo psicologico, che scarsamente o per niente affatto sono correlabili al danno o alla disabilità neurologici. Va sottolineato inoltre che questi aspetti della salute vengono percepiti dai pazienti come fattori di maggiore importanza nel determinare e nell'attribuire un punteggio unico alla loro condizione generale di salute più di quanto non abbiano ad incidere i disturbi fisici [4]. Murphy et al [5], così come altri autori [6, 9] hanno dimostrato che la QdV è peggiore in persone con SM rispetto ad altri pazienti controllo o a soggetti sani comparabili per caratteristiche demografiche. Questi autori hanno inoltre dimostrato che le variazioni in campo psicologico, sociale e mentale si correlano debolmente con i disturbi neurologici (danno e disabilità) misurati dall'EDSS. Altro argomento importante a favore della necessità di valutare la QdV, deriva dalla possibilità di misurare il bilancio globale tra i benefici derivati dal trattamento e il peso negativo di effetti avversi ed effetti indesiderabili del trattamento stesso. Questi ultimi assai raramente vengono inclusi nei risultati generali di un trial e per lo più vengono discussi a parte e qualche volta persino ignorati. Le misure della QdV per la determinazione dell'*outcome* possono registrare almeno la prospettiva del paziente circa gli effetti della malattia e gli effetti della terapia. Possono inoltre farci discernere se sono peggiori i disturbi provocati dalla malattia o quelli aggiuntivi causati dalla terapia.

Definizione di QdV

La classificazione dell'OMS di danno, disabilità (intesa come limitazione di attività) ed handicap (inteso come ridotta partecipazione alla vita sociale) costituisce la base concettuale e la struttura portante per le considerazioni inerenti la QdV [10, 11]. Il danno neurologico viene definito come perdita o alterazione di strutture anatomiche, funzionali e psicologiche. La disabilità è invece la restrizione, o perdita di abilità a svolgere qualsiasi prestazione considerata normale per ciascun soggetto. L'handicap deriva sia dal danno che dalla disabilità, ed introduce limitazioni nell'acquisizione e nello svolgimento di un ruolo considerato normale per ciascun soggetto comportando una ridotta partecipazione nella vita sociale. La maggior parte degli strumenti di misura della QdV includono voci che misurano il danno, la disabilità e l'handicap. Dopo la prima definizione dell'OMS nel 1958, con la quale la QdV veniva definita quella condizione di completo e pieno benessere fisico, mentale, e sociale, lontano dalla semplice assenza della malattia o dello stato di infermità [12], la QdV è stata ulteriormente definita come effetto funzionale della malattia e della sua terapia sul paziente, come percepito dal paziente stesso [13].

I 20 anni di ricerca in questo campo hanno generato un consenso quasi unanime nel definire la QdV quale costrutto multidimensionale che investiga almeno 4 aree principali: fisica, sociale, psicologico/emotiva, e le limitazioni ad esse correlate [14].

In Tabella 1 viene descritto l'impatto funzionale della SM alla luce della classificazione in danno, disabilità ed handicap. Per una più corretta definizione dei parametri della QdV vanno aggiunti:
1. il valore assegnato alle aspettative di vita modificate dai disturbi neurologici, dallo stato funzionale, dalle percezioni del paziente, dalla sua attività sociale, tutte condizioni queste pesantemente influenzate dalla malattia e dal suo trattamento [16];
2. il livello di benessere e di soddisfazione della vita di ciascun soggetto e come esso possa essere influenzato dalla malattia, da altri eventi o dalla terapia, secondo l'opinione del paziente [17];

Tabella 1. Impatto funzionale della SM su danno, disabilità ed handicap (tratto da Fisher et al. 1999 [15])

Categorie-ICDH	Aree d'interesse primario nella SM
Danno	Funzione fisica (inclusi arti superiori, arti inferiori e vista)
	Funzione cognitiva (inclusi memoria, apprendimento, funzioni esecutive, attenzione)
Disabilità	Salute generale
	Attività fisica percepita
	Fatica
	Attività sessuale
	Dolore/altre sensazioni che disturbano
	Disturbi vescicali e dell'alvo
	Vista percepita
	Funzioni cognitive percepite
	Stato emotivo
	Attività sociale
Handicap	Prestazioni/ruoli nella vita sociale
	Stato economico
	Vita a casa
	Trasporto
	Necessità del care-giving

3. le modificazioni nel tempo del rapporto speranze e aspettative da una parte e le reali esperienze del soggetto dall'altra [18];
4. punti di forza e limiti degli strumenti di misura della QdV.

Tra i punti di debolezza si sottolineano:
1. il tempo che si impiega per questo tipo di analisi che ha costi aggiuntivi per gli studi clinici;
2. l'interpretazione dei dati risulta spesso complessa e soggetta a differenti interpretazioni;
3. l'incremento del numero di valutazioni rende più complessa e problematica l'analisi statistica;
4. sono necessarie parecchie domande per la valutazione di alcune variabili, diversamente non oggettivabili e quantificabili;
5. la misura comporta quasi sempre un giudizio soggettivo;
6. la misura dipende dalla lingua parlata, dal livello intellettivo e dagli eventuali deficit del sistema cognitivo.

Sono invece punti di forza:
1. l'estensione del concetto dello stato di salute;
2. il rilievo di aspetti positivi della salute e non semplicemente l'assenza di morbidità;
3. l' opportunità di valutare altri effetti del trattamento rispetto a quelli sino ad ora rilevati;
4. l'autovalutazione dell'esito incentrata sul giudizio del paziente;
5. la distinzione tra ciò che è fisiologico nel soggetto o per il soggetto;
6. l'identificazione dei possibili effetti negativi del trattamento;
7. la quantificazione dei costi della malattia, inclusi i costi "intangibili", cioè non immediatamente traducibili in termini monetari.

Come si misura la QdV

Il capitolo successivo presenta una disamina accurata delle caratteristiche specifiche dei diversi strumenti di misura. In questo paragrafo saranno invece affrontati alcuni aspetti più generali relativi alla valutazione della QdV.

Secondo una visione squisitamente paziente-centrica tutti gli strumenti di analisi e misura della QdV si basano su problemi, aspetti ed esigenze prioritari identificati dai pazienti. Gli strumenti di misura, quindi, non si fondano su quanto stabilito da esperti o su quanto sia possibile derivare dalla condizione clinica di una specifica malattia. Ciò introduce fortemente diversi elementi di soggettività che potrebbero fare perdere almeno in parte il significato e la portata scientifici di questo peculiare ambito. È opinione abbastanza condivisa che l'analisi di strumenti oggettivi e di altri soggettivi possa generare confusione e distorsioni valutative. Gli aspetti cosiddetti "oggettivi" della QdV nell'area fisica sono imperniati sull'abilità di ciascun soggetto a svolgere attività motoria in termini di mobilità, grado di prestazioni motorie, e attività di vita quotidiana. Tutti questi aspetti sono facilmente rilevabili ed ancor più facilmente verificabili. Di contro, gli aspetti "soggettivi" si basano esclusivamente sullo stato d'animo di chi deve rispondere e sulla percezione della salute. Spesso, gli strumenti d'analisi mescolano domande che hanno elementi di oggettività ed altri di soggettività. Questa distinzione è doverosa poiché è nota la scarsa correlazione fra le due componenti. Di fatto, i pazienti con più alto EDSS (7.5) e con svariati disturbi fisici (oggettivi) si adattano positivamente nel corso degli anni, mostrando una stabilità dei livelli di QdV. I pazienti si comporterebbero in maniera siffatta per poter contrastare quanto scaturisce dalla disabilità fisica, ed utilizzerebbero diversi procedimenti emozionali e cognitivi con spiccati fini adattativi [19]. Conseguentemente, negli studi trasversali, la durata di malattia incide debolmente sulla QdV; così l'area fisica e quella psicologica e mentale risultano solo debolmente correlate [20, 9]. Va inoltre sottolineato che umore, personalità e comportamento sono in grado d'influenzare significativamente il giudizio del paziente sulla propria QdV. A seguito della classificazione ICDH-2 dell'OMS del 1997, i segni di danno dovrebbero essere valutati oggettivamente, mentre disabilità e soprattutto handicaps dovrebbero essere più opportunamente autovalutati con questionari compilati direttamente dal paziente.

Gli attributi quantificati dagli strumenti di misura della QdV, precedentemente noti come costrutti, generalmente non possono essere rilevati e analizzati direttamente. Possono pertanto essere valutati in accordo alla psicometria, che propone l'esistenza di un valore vero, che non può essere misurato direttamente, bensì per il tramite di una serie di domande che misurano lo stesso concetto. Ai pazienti viene richiesto di rispondere ad una serie di domande standardizzate; le loro risposte vengono successivamente convertite in punteggi numerici, aggregati in modo tale da fornire il punteggio totale di una scala. Le scale devono però avere requisiti basilari, quali validità, riproducibilità e sensibilità.

Effetto *pavimento* ed effetto *soffitto* si riferiscono alla proporzione del campione in esame che ottiene rispettivamente il minimo o il massimo punteggio. Notevoli effetto pavimento ed effetto soffitto finiscono con il ridurre la capacità discriminativa della scala e la sua sensibilità nel cogliere i cambiamenti nel tempo [21]. Gli strumenti di valutazione dovrebbero possedere le proprietà intrinseche per cogliere minime, ma importanti differenze cliniche, generalmente basate su calcoli statistici, quali il significato e la portata di un qualsiasi effetto [22], in grado di riflettere variazioni dello stato di salute ritenute di primaria importanza dal paziente [23, 24]. Si definisce minima differenza clinica la più piccola differenza (in un punteggio di un'area d'interesse) che il paziente percepisce come segno di miglioramento, in assenza di effetti collaterali e/o indesiderabili, e che comporti una modificazione sostanziale della gestione del paziente [25].

Come sopra accennato le misure di QdV sono incentrate su un costrutto multidimensionale che non può risultare "omnia comprensivo". La ricerca scientifica

ha chiaramente individuato tra gli elementi di maggiore importanza tre specifiche aree:
1. La funzione fisica.
2. L'impatto dei sintomi.
3. Il giudizio globale di salute, benessere psicologico, benessere sociale, funzione cognitiva, limitazioni di attività, costrutti personali e soddisfazione per la cura.

Per ogni malattia è poi possibile identificare aree di specifico interesse. Storicamente possiamo individuare almeno 3 diverse scuole di pensiero, che in modo diverso hanno contribuito a sviluppare la ricerca sugli strumenti di misura.

Indicatori di salute. L'indice di "performance" di Karnofsky è stato introdotto negli anni 40 per prevedere il carico assistenziale infermieristico e il grado di dipendenza del paziente, ma è stato ampiamente usato quale misura della QdV nella ricerca sul cancro [26]. Negli anni 50 è stato invece introdotto l'indice di valutazione dell'attività di vita quotidiana (ADL), che descrive invece le abilità del paziente nel lavarsi, vestirsi, mangiare, ecc. [27]. Successivamente l'Associazione Americana per il Reumatismo elaborò un sistema composto che prevedeva criteri clinici, biochimici e funzionali per la classificazione dei pazienti affetti da artrite reumatoide [28]. Infine l'Associazione Americana dei Cardiologi (New York Heart Association) ha proposto una serie di criteri funzionali classificativi dei pazienti cardiopatici, in base alla loro gravità [29]. Tutte queste scale, seppure nate per la valutazione delle condizioni di salute del paziente, risentivano fortemente del giudizio clinico dei medici.

Scienza sociale. I cultori di questa scienza introdussero per primi l'uso di specifici questionari per la valutazione dell'impatto della cura medica sul livello di soddisfazione per la propria vita e sui ruoli sociali. Esempi di questa impostazione sono il SIP (Sickness Impact Profile) [30], l'NHP (Nottingham Health Profile) [31], e l'SF-36 (Short Form Health Survey-36) [32]. I questionari sopra elencati misurano la QdV, individuando rispettivamente 12, 6 e 8 dominii/dimensioni, che coprono uno spettro di salute ben più ampio degli strumenti di misura etichettati come indicatori di salute.

Etica e medicina. Sotto il profilo più squisitamente etico, gli aspetti di QdV più salienti vengono individuati nella felicità, nella capacità di auto-determinazione e nella capacità di ciascun soggetto di perseguire gli obiettivi prefissati nella propria vita. Sebbene questi aspetti non vengano ancora contemplati dagli strumenti di misura disponibili, il dibattito sul piano etico ha permesso di sviluppare ed estendere il concetto di QdV. Gli esperti di economia sanitaria hanno provato a misurare la QdV in termini di anni vita trascorsi in condizioni di benessere (QUALY), parametrando l'efficacia del trattamento con i costi sostenuti. Ciò ha permesso di allocare in maniera più adeguata le risorse economiche per la spesa sanitaria. Queste scale annoverano fra le altre l'Health Status Index [33] e il Q-TWIST [34].

In generale, gli strumenti di misura sono distinti in strumenti generici e specifici. I primi sono ideati ed elaborati perché colgano la QdV di pazienti affetti da diverse patologie e di soggetti sani. Coprono in genere un ampio spettro di domini di QdV e permettono il confronto dello stato di salute fra pazienti con diverse patologie e con soggetti sani. Permettono inoltre il confronto fra pazienti di diversi Paesi (Fig. 1). Gli strumenti di misura specifici sono invece tarati per una precisa malattia, per sottogruppi di pazienti, per misurare particolari aree o per la misura di specifici sintomi o segni clinici. In genere queste misure riguardano aspetti importanti e rilevanti per il paziente; ciò consente di ridurre il numero di voci ridondanti. Questi strumenti risultano più sensibili degli strumenti generici nella misura delle variazioni della QdV nel tempo. Non permettono però confronti con altre condizioni di malattia, né con soggetti sani [35].

Correlati clinici e impatto delle terapie sulla qualità di vita

La natura cronica della SM rende assolutamente necessario l'inclusione di strumenti di misura della QdV per una più corretta valutazione dei clinical trials. Tuttavia, nell'affrontare questo argomento, ancora oggi oggetto di dibattito, è necessario conoscere esattamente cosa sia importante per il paziente, e la sua reale situazione con scale realmente incentrate sulla persona (SEIQoL-DW, Scala per la

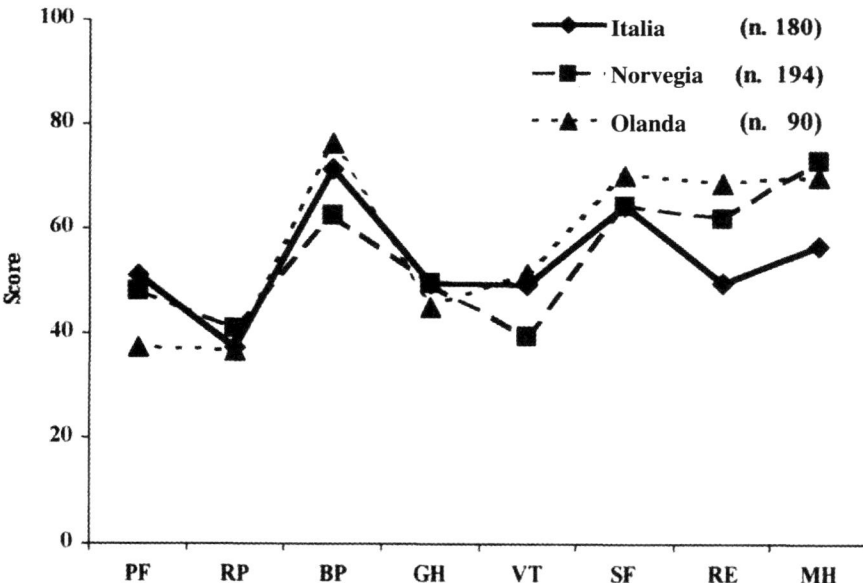

Fig. 1. Confronto fra le varie aree della qualità di vita (SF-36) in 3 diversi paesi europei. *PF*, funzione fisica; *RP*, ruolo funzionale; *BP*, dolore somatico; *GH*, salute generale; *VT*, vitalità; *SF*, funzione sociale; *RE*, ruolo sociale; *MH*, salute mentale

valutazione della QdV individuale) [36]. Dopo avere caratterizzato il profilo di ciascuna persona ammalata si può realmente misurare l'impatto di una terapia specifica sulla QdV. Con la SEIQoL-DW si è potuto stabilire che i punteggi di QdV si correlano più significativamente con le condizioni generali di salute e di vitalità. In altri studi recenti è stato dimostrato da diversi autori, che hanno utilizzato anche strumenti di misura diversi, che la QdV si correla direttamente alla condizione psichica del paziente ed in particolare alla depressione. Altra importante correlazione viene data dalla fatica, uno dei segni cosiddetti invisibili, ma più frequenti e disabilitanti nella vita di ogni persona con SM. Questi stessi autori hanno evidenziato che la QdV si correla scarsamente alla disabilità o al danno neurologico misurato con l'EDSS, se si eccettuano le componenti fisiche degli strumenti di QdV [37-42].

In un altro studio è stato confermato che la QdV si correla con la disabilità del paziente ma non con i dati di RMN. Più precisamente Janardhan and Bakshi [43] hanno rilevato che solo il carico lesionale in T1 e l'atrofia cerebrale si correlano con alcune aree d'interesse della QdV. Diversamente le lesioni che assumono il mezzo di contrasto e il carico lesionale in T2 non hanno nessuna correlazione con la QdV.

È assai poco noto l'impatto della terapia con interferone sulla QdV. I pochi risultati fino ad ora disponibili riguardano piccoli gruppi di pazienti, seguiti per brevi periodi di tempo e con differenti interferoni. Genericamente questi risultati sono fra loro contrastanti. In alcuni lavori sembra emergere un lieve miglioramento della QdV, in altri non appare chiara alcuna modificazione ed in altri ancora viene sottolineato il peggioramento della QdV. Quando si analizzano aree quali vitalità, salute generale e salute mentale, non si può non tenere conto dei possibili effetti collaterali dell'interferone. Generalmente gli eventuali vantaggi derivanti dal trattamento terapeutico giustificherebbero gli eventuali fastidi dovuti agli effetti collaterali dell'interferone. Il medico autonomamente decide di continuare la terapia, dando scarsa importanza a quanto lamentato dai pazienti. Ciò può risultare nel lungo termine del tutto inappropriato. Gli effetti collaterali da interferone sono talora talmente gravi da peggiorare sensibilmente la QdV. Citiamo ad esempio le reazioni sul sito d'iniezione, i sintomi simil-influenzali, la nausea, i dolori muscolari, la febbre, la depressione. Ciascuno di questi disturbi può avere il suo peso negativo sui vari dominii della QdV, quelli che i pazienti, per dirlo con Rothwell, considerano ben più importanti di quanto invece evidenziato dai dottori [44]. Più specificatamente è stato dimostrato che l'interferone alfa-2a ricombinante peggiora la QdV per i suoi effetti collaterali [38]. L'interferone beta-1b e l'interferone beta-1a sembrano produrre invece un miglioramento dell'area fisica e un peggioramento transitorio del dolore, non condizionato dagli effetti collaterali del trattamento [45]. Già Rice et al. [46] avevano sottolineato l'impatto favorevole della terapia con beta interferone sulla QdV. Non sono ancora disponibili risultati sugli effetti del glatiramer acetato sulla QdV.

Sono in corso di svolgimento studi longitudinali e prospettici per la valutazione della QdV in pazienti sottoposti a trattamento con diverse formulazioni farmaceutiche d'interferone beta. È stato recentemente progettato un altro studio prospettico con l'obiettivo primario di confrontare gli effetti del glatiramer e dell'interferone beta sulla QdV di pazienti con SM.

Volendo riassumere i contenuti principali di questo capitolo e volendo trarre i punti in comune fra i lavori sin qui citati si possono certamente fornire alcune informazioni chiave:

1. i pazienti possono misurare in maniera critica ed accurata la propria QdV;
2. la disabilità fisica non costituisce sempre il fattore più determinante della QdV, globalmente intesa;
3. pazienti e medici differiscono sostanzialmente nelle loro valutazioni e nell'attribuizione d'importanza ai differenti dominii della QdV;
4. le valutazioni dei pazienti (autovalutazioni) devono essere opportunamente riconsiderate nella misurazione dei risultati dei "clinical trials".

Bibliografia

1. Rothwell PM (1998) Quality of life in multiple sclerosis. J Neurol Neurosurg Psychiatry 65:433
2. Hansen M, Sindrup SH, Christensen PB et al. (1994) Interobserver variation in the evaluation of neurological signs: observer dependent factors. Acta Neurol Scand 90:145-149
3. Noordhoek GT, Kohl AH, Bjune G et al (1994) Sensitivity and specificity of PCR for detection of *Mycobacterium tubercolosis*: a blind comparison study among seven laboratories. J Clin Microbiol 32:277-284
4. Rothwell PM, McDowell Z, Wong CK, Dorman PJ (1997) Doctors and patients don't agree: cross sectional study of patients' and doctors' perceptions and assessments of disability in multiple sclerosis. BMJ 314:1580-1587
5. Murphy N, Confavreux C, Haas J et al (1998) Quality of life in multiple sclerosis in France, Germany, and the United Kingdom. J Neurol Neurosurg Psychiatry 65:460-466
6. Nortvedt M, Riise T, Mhyr KM, Nyland HI (2000) Quality of life as a predictor for change in disability in MS. Neurology 55:51-54
7. Calabresi P (2002) Considerations in the treatment of relapsing-remitting multiple sclerosis. Neurology 58:S10-S22
8. Constitution of the World Health Organization (1947) World Health Organization, Geneva
9. Patti F, Cacopardo M, Palermo F et al (2002) Quality of life and depression in an Italian sample of multiple sclerosis patients. J Neurol (*in stampa*)
10. International Classification of Impairments, Disabilities, and Handicaps (ICDH) (1980) a Manual of Classification. World Health Organization, Geneva
11. International Classification of Impairments, Activities, and Participation (ICDH-2). (1997) World Health Organization, Geneva.
12. World Health Organization (1958) The first 10 years of the World Health Organization. Geneva: WHO, Geneva
13. Schipper H, Clinch J, Powell V (1990) Definitions and conceptual issues. In: Spilker B (ed) Quality of life assessments in clinical trials. Raven Press, New York, pp 11-24.
14. Hunt SM, McEwen J, McKenna SP (1986) Measuring health status. Croom Helm, London
15. Fischer JS, LaRocca NG, Miller DM et al (1999) Recent developments in the assessments of quality of life in multiple sclerosis (MS). Mult Scler 5:251-259

16. Patrick D, Erickson P (1993) Health status and Health policy: quality of life in health care evaluation and resource allocation. Oxford University Press, New York
17. Lovatt B (1992) An overview of quality of life assessments and outcome measures. Br J Med Econ 4:1-7
18. Calman K (1984) Quality of life in cancer patients – an hypothesis. J Med Ethics 10:124-127
19. Cassileth B, Lusk E, Strouse T et al (1984) Psychosocial status in chronic illness : a comparative analysis of six diagnostic groups. N Engl J Med 311:506-511
20. Pfennings LEMA, Cohen L, Ader H et al (1999) Exploring differences between subgroups of multiple sclerosis patients in health-related quality of life. J Neurol 246:587-591
21. Fayers P, Hand D (1997) Factor analysis, causal indicators and quality of life. Qual Life Res 6:139-150
22. Kazis L, Anderson JJ, Meenan RF (1989) Effect sizes for interpreting changes in health status. Med Care 27:S178-S188
23. Freeman et al (1997) The impact of neurorehabilitation on quality of life in multiple sclerosis. Ann Neurol 42:136-144
24. Patti F, Ciancio MR, Reggio E et al (2002) The impact of outpatient rehabilitation on quality of life in multiple sclerosis patient. J Neurol 249:1027-1033
25. Ware J (1987) Standards for validating health measures: definition and content. J Chronic Dis 40:473-480
26. Karnofsky DA, Abelmann WH, Craver LF et al (1948) The use of nitrogen mustards in the palliative treatment of carcinoma. Cancer 1:634-656
27. Katz S, Ford A, Moskowitz R et al (1963) The index of ADL: a standardised measure of biological and psychosocial function. JAMA 185:914-919
28. Steinbrocker O, Traeger CH, Batterman RC (1969) Therapeutic criteria in rheumatoid arthritis. JAMA 140:659-662
29. Harvey RM, Doyle EF, Ellis K (1974) Major changes made by the Criteria Committee of the New York Heart Association. Circulation 49:390
30. Bergner M, Bobbit R, Pollard W et al (1976) The sickness impact profile: validation of a health status measure. Med Care 14:57-67
31. Hunt S, McEwen J, McKenna S (1985) Measuring health satus: a new tool for clinicians and epidemiologists. J R Coll Gen Pract 35:185-188
32. Ware J, Sherbourne C (1992) The MOS 36-item short-form health survey (SF-36). 1. Conceptual framework and item selection. Med Care 30:473-483
33. Muldoon M, Barger S, Flory J, Manuck S (1998) What are quality of life measurements measuring? BMJ 316:542-545
34. Schwartz CE, Coulthard-Morris L, Cole B, Vollmer T (1997) The quality of life effects of interferon beta-1b in multiple sclerosis. An extended Q-TWIST analysis. Arch Neurol 54:1475-1480
35. Guyatt GH, Feeney DH, Patrick DL (1993) Mesuring health-related quality of life. Ann Intern Med 118:622-629
36. Lintern TC, Beaumont JG, Kenealy PM, Murrell RC (2001) Quality of life in severely disabled multiple sclerosis patients: comparison of three QoL measures using multidimensional scaling. Qual Life Res 10:371-378
37. Solari A, Filippini G, Gasco P et al (1999) Physical rehabilitation has a positive effect on disability in multiple sclerosis patients. Neurology 52:57-62
38. Nortvedt MW, Riise T, Myhr KM et al (1999) Type I interferons and the quality of life of multiple sclerosis patients Results from a clinical trial on interferon alfa-2a. Mult Scler 5:317-322
39. Amato MP, Ponziani G, Rossi F et al (2001) Quality of life in multiple sclerosis: the impact of depression, fatigue and disability. Mult Scler 7:340-344
40. Modrego PJ, Pina MA, Simon A, Azuara C (2001) The interrelations between disability and quality of life in patients with multiple sclerosis in the area of Bajo Argon, Spain: a geographically based survey. Neurorehab Neural Repair 15:69-73

41. Fruehwald S, Loeffler-Stastka H, Eher R et al (2001) Depression and quality of life in multiple sclerosis. Acta Neurol Scand 104:257-261
42. Patti F, Pozzilli C, Montanari E (2002) The health-related quality of life of patients with relapsing-remitting multiple sclerosis. An Italian longitudinal prospective multicenter study. J Neurol [Suppl 1] 249:39 (abstract)
43. Janardhan V, Bakshi R (2000) Quality of life and its relationship to brain lesions and atrophy on magnetic resonance images in 60 patients with multiple sclerosis. Arch Neurol 57:1485-1491
44. Neilley LK, Goodwin DS, Goodkin DE, Hauser SL (1996) Side effect profile of interferon beta-1b in MS: results of an open label trial. Neurology 46:552-554
45. Arnoldus JHA, Killestein J, Pfennings LEMA et al (2000) Quality of life during the first 6 months of interferon-β treatment in patients with MS. Mult Scler 6:338-342
46. Rice GP, Oger J, Duquette GS et al (1999) Treatment with interferon beta-1b improves quality of life in multiple sclerosis. Can J Neurol Sci 26:276-283

2 Scale di valutazione: utilità e limiti

A. Solari

Gli strumenti di misura della qualità della vita associata allo stato di salute (QVS) sono tradizionalmente dei questionari strutturati che valutano, attraverso una serie di *item* a scelta multipla, le diverse dimensioni (*scale*) che la caratterizzano. I punteggi ottenuti per le singole dimensioni sono espressi in forma numerica, generalmente impiegando una scala che và da 0 a 100 (massimo valore attribuibile). Tali punteggi possono essere aggregati in uno o due *indici compositi* (Fig. 1), oppure costituiscono un "profilo" di QVS (Fig. 2).

Il metodo di generazione dei questionari di QVS passa attraverso l'identificazione di un insieme di domande, e la successiva riduzione dello stesso. Tale processo si avvale sia di procedure deterministiche (analisi fattoriale, analisi Rasch), che cliniche (opinione di esperti nel settore medico, pazienti e loro familiari).

Come tutti gli strumenti di misura, anche quelli che valutano la QVS devono essere sottoposti ad una validazione formale [1, 2]. Si verifica che lo strumento sia effettivamente in grado di misurare quello per cui è stato costruito: i singoli item raggruppati a formare dimensioni omogenee devono essere rilevanti (*validità di aspetto*), tra loro coerenti, e tutte le dimensioni significanti devono essere rappresentate (*validità di contenuto*). È necessario verificare che lo strumento sia in grado di cogliere le minime differenze dotate di rilevanza, discriminando tra individui diversi in uno stesso momento (*sensibilità*), e che possieda un'adeguata capacità di cogliere il cambiamento (*responsività*). La scala, somministrata in condizioni identiche, deve fornire lo stesso risultato (*riproducibilità*). Domini che valutano funzioni specifiche devono essere correlati con altre scale che valutano le stesse funzioni (*validità di costrutto*).

Oltre a queste proprietà, lo strumento di QVS deve possedere una serie di requisiti aggiuntivi, consistenti in semplicità e praticità d'uso. Se il questionario di QVS è troppo lungo o complesso (domande formulate in modo poco chiaro, uso di termini non comuni, caratteri tipografici piccoli, ecc.) alcune persone possono compilarlo solo in parte o non compilarlo affatto, oppure fornire risposte errate. Il risultato di ciò consiste nell'introduzione di distorsioni o "bias", che possono invalidare i risultati ottenuti.

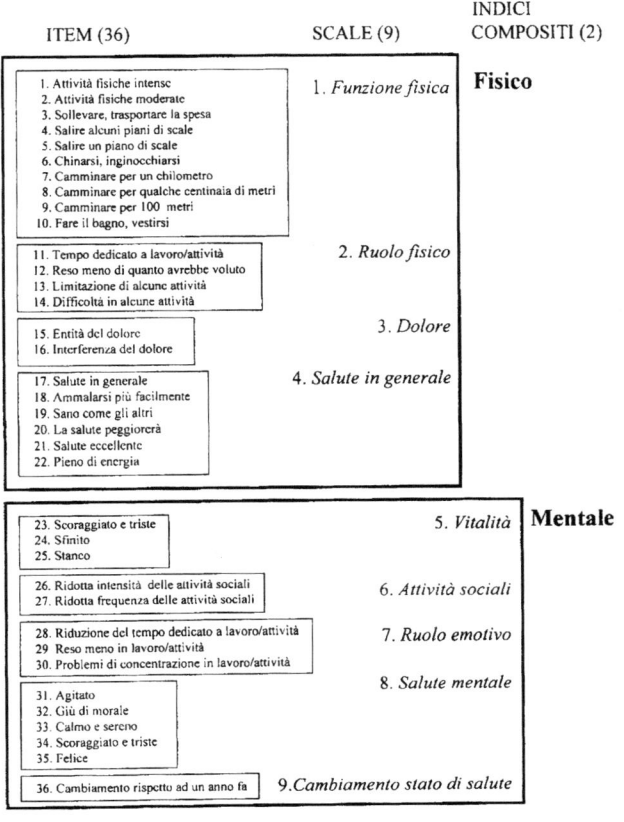

Fig. 1. Strutturazione del questionario SF-36. I 36 item sono aggregati in 9 scale. Quattro delle scale sono aggregate in un indice composito fisico, 4 in un indice composito mentale. L'item "Cambiamento nello stato di salute" costituisce una scala a parte, che non entra nella costituzione di alcun indice composito. Tale item valuta i cambiamenti nello stato di salute rispetto all'anno precedente e non – come tutto il questionario – alle ultime 4 settimane

Modalità di somministrazione

I questionari di QVS possono essere somministrati da personale addestrato mediante intervista faccia-a-faccia, telefonica, oppure possono essere autosomministrati (Tabella 1) [3]. Le prime due modalità di compilazione sono più dispendiose ma garantiscono un minor numero di errori di interpretazione e di risposte mancanti. L'autosomministrazione è una modalità meno costosa, può indurre una maggior libertà di risposta su argomenti relativi ad aspetti privati o intimi della propria vita, garantisce che le risposte fornite non siano influenzate dalla presenza dell'intervistatore, tuttavia alcuni individui possono incontrare difficoltà nella lettura, nella scrittura o nella comprensione delle doman-

2 Scale di valutazione: utilità e limiti

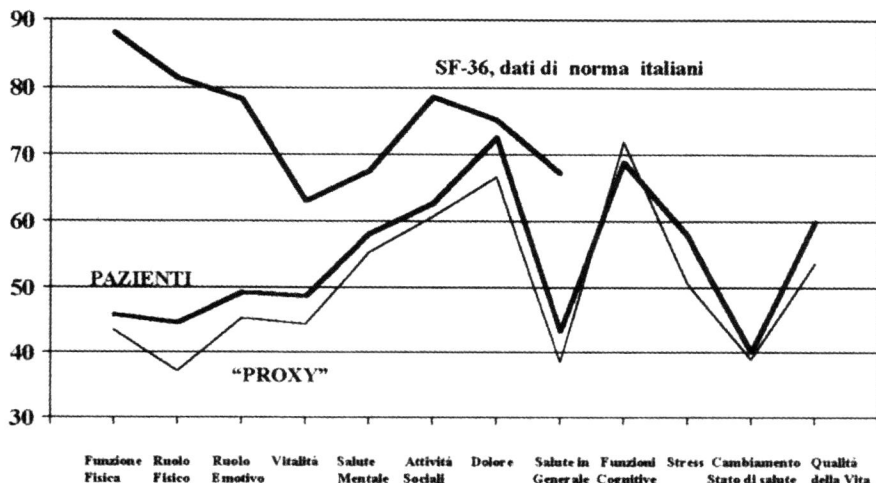

Fig. 2. Profilo di salute all'MSQOL-54 in 204 pazienti italiani e relativi "proxy" confrontato col profilo di salute all'SF-36 (dati di norma italiani, indagine Doxa, 1995)

Tabella 1. Modalità di somministrazione dei questionari di QVS

Tipo di somministrazione	Aspetti positivi	Limiti
Intervista diretta	Elevato tasso di risposta	Notevole consumo di risorse
	Minimizza il rischio di fornire risposte errate	Minore libertà di risposta a domande giudicate imbarazzanti
Intervista telefonica	Elevato tasso di risposta	Minore libertà di risposta
	Minore rischio di fornire risposte errate	Non applicabile a questionari troppo lunghi
	Moderato consumo di risorse	Non praticabile in presenza di gravi limitazioni di udito/parola
Autosomministrazione	Maggiore libertà di risposta	Ridotto tasso di risposta
	Minimo consumo di risorse	Risposte errate per difficoltà di comprensione delle domande
		Non praticabile in presenza di gravi limitazioni in scrittura/lettura
Versione "proxy"	Minimo consumo di risorse	Le risposte fornite dal proxy possono differire da quelle del paziente
	Minore stress per pazienti molto anziani o disabili	Impossibilità di valutare alcuni aspetti della vita privata (ad es. sessualità)

de. Più recentemente sono state sperimentate versioni elettroniche dei questionari di QVS, che prevedono l'impiego di tastiere semplificate o touchscreen, e la visualizzazione di caratteri molto grandi, per superare le limitazioni fisiche dei pazienti.

Nonostante la fonte più appropriata per la stima della QVS sia il paziente, esistono situazioni in cui il giudizio del paziente non è disponibile. Un modo per ovviare a ciò consiste nella raccolta di informazioni da un "informatore surrogato" (*proxy*), vale a dire una persona vicina al paziente ed in grado di stimarne la QVS. È stato verificato che l'entità dell'accordo tra le risposte fornite dal paziente e quelle ottenute dal proxy dipendono nella maggior parte degli studi dall'item considerato e dalla scelta del proxy. Ovviamente, il grado di vicinanza del proxy e la sua effettiva condivisione delle esperienze con il paziente è un fattore che influenza positivamente l'accordo di giudizio. Più la dimensione valutata è concreta ed osservabile (ad es. funzione fisica) più la concordanza aumenta. Al contrario, per dimensioni più astratte la concordanza è minore. Gli studi effettuati hanno evidenziato come il proxy tenda a giudicare il paziente come più compromesso rispetto a quanto il paziente giudichi sé stesso. Questi dati hanno importanti implicazioni pratiche e suggeriscono una certa cautela nell'utilizzare indifferentemente il profilo di QVS fornito dal paziente o dal suo proxy [4-7].

La figura 2 confronta il profilo di salute ottenuto mediante il Multiple Sclerosis Quality-Of-Life 54 (MSQOL-54) in 204 pazienti italiani ambulatoriali ed ospedalieri con quello fornito dai rispettivi proxy, e con i dati di norma italiani per l'SF-36 (modulo generico dell'MSQOL-54), relativi a 1636 individui di età compresa tra 23 e 68 anni (indagine Doxa, 1995) [8, 9]. Il profilo di QVS dei pazienti risulta nettamente inferiore rispetto a quello della popolazione generale fatta eccezione per la scala che valuta il dolore fisico. È evidente una moderata ma costante tendenza da parte dei proxy a sottostimare la QVS (unica eccezione la funzione cognitiva), soprattutto per le dimensioni meno concrete, quali le limitazioni di ruolo dovute ai problemi fisici e la vitalità.

Infine, un aspetto importante e spesso negletto consiste nell'effetto della malattia non solo sulla QVS del paziente, ma su quella dei suoi familiari o dei caregiver [10].

Traduzione ed adattamento culturale

La messa a punto dei questionari di QVS costituisce un processo relativamente complesso, tale da tradurre l'esperienza soggettiva dell'individuo in una misura standardizzata. La maggior parte degli strumenti disponibili, sia generici che specifici per malattia, sono stati sviluppati in lingua inglese ed intesi per l'impiego nei Paesi anglofoni. È difficile pensare che la QVS non sia influenzata dal contesto culturale ed antropologico, pertanto se si desidera utilizzare uno di questi strumenti in un ambito diverso da quello originario, una semplice traduzione del

2 Scale di valutazione: utilità e limiti

questionario, per quanto accurata essa sia, non è sufficiente. Occorre invece procedere ad una serie di traduzioni indipendenti e ri-traduzioni nella lingua originaria, effettuate da persone esperte nel settore linguistico, medico, e con l'aiuto dei pazienti, affinché l'equivalenza del questionario sia garantita. Lo strumento così ottenuto deve essere inoltre testato su un campione di individui (validazione clinica) [5, 8, 9].

Dati di norma

La raccolta di dati di norma relativi alla popolazione generale fornisce la possibilità di interpretare più agevolmente differenze tra le scale che compongono i profili di salute, sia in indagini trasversali che longitudinali. Attraverso il confronto con i dati di norma è possibile cogliere in modo più immediato ed appropriato le ripercussioni di una data patologia sulla QVS dell'individuo, e confrontare l'impatto di diverse patologie [2, 8].

Strumenti generici di QVS

Uno degli obiettivi primari dell'assistenza sanitaria è quello di individuare interventi medici e di politica sanitaria capaci di massimizzare i benefici a livello collettivo. Esistono questionari *generici* per il confronto dei profili di QVS tra individui affetti da differenti malattie o tra gruppi di pazienti e la popolazione generale. Essi comprendono i *profili di salute* e le *misure di utilità*. Oggi disponiamo di una serie di *profili di salute*, quali il Sickness Impact Profile (SIP), il Nottingham Health Profile (NHP), l'EuroQol, ed il Medical Outcome Study (MOS) 36-item Short Form Health Survey (SF-36) [11-14]. Ciascuno di questi strumenti ha elementi di forza e debolezza, e la scelta tra uno di essi dipende da una serie di fattori quali l'obiettivo dello studio, le caratteristiche dei pazienti, l'ambito clinico, la disponibilità di una versione del questionario già tradotta ed adattata, e di dati di norma specifici per il contesto in cui si intende impiegarlo.

Il questionario SIP

Il SIP è un questionario messo a punto negli Stati Uniti negli anni 80, e consiste in 136 item raggruppati in 13 scale [12]. Quattro scale compongono l'indice aggregato fisico (cammino, mobilità, movimento, cura personale), 4 scale formano l'indice aggregato psicosociale (interazione sociale, funzioni cognitive, comunicazione, comportamento emotivo); vi sono infine 5 scale indipendenti (alimentazione, lavoro, gestione della casa, riposo, attività ricreative e svaghi). La compilazione del questionario richiede circa 30 minuti. In uno studio retrospettivo, il SIP è stato impiegato, assieme a scale di impairment e disabilità, per determinare i costi sanitari nei veterani affetti da SM [15]. Come strumento valutativo il SIP è stato impiegato in trial clinici farmacologici [16] e sull'efficacia del training aerobico nelle persone con SM [17].

Il questionario SF-36

Anche l'SF-36 è stato sviluppato negli Stati Uniti. Partendo da un questionario di oltre 100 domande, il Medical Outcome Study (MOS), attraverso una serie di analisi fattoriali si è giunti all'SF-36 (SF sta per short form, o versione ridotta), che si compone di 36 item raggruppati in 8 scale, che si riferiscono ad altrettante dimensioni di salute. Le scale compongono due indici aggregati, fisico e mentale (Fig. 1). La brevità dell'SF-36 (occorrono mediamente 10 minuti per la sua compilazione), l'adeguata validazione psicometrica e l'esistenza di più di 20 adattamenti linguistico/culturali e relativi dati di norma ne fanno uno degli strumenti generici di QVS più diffusi [14]. L'SF-36 costituisce inoltre il modulo generico di strumenti di QVS specifici per le persone con SM [18, 19].

L'SF-36 è stato impiegato in un'indagine trasversale per la stima delle dimensioni ritenute più importanti per le persone con SM [20]. Lo studio ha evidenziato come i pazienti considerino vitalità, salute generale e stato psicologico aspetti rilevanti almeno quanto la funzione fisica, discordando in tale giudizio dai clinici. L'SF-36 è stato inoltre impiegato in trial clinici farmacologici [21, 22] e di efficacia della riabilitazione nella SM [23, 24]

Le misure di utilità

Le misure di utilità sono uno strumento mutuato dalle teorie economiche e dall'analisi decisionale. Esse forniscono un punteggio sintetico che riflette il valore o preferenza attribuiti dal paziente a determinati stati di salute. Le misure di utilità sono particolarmente adatte per stimare le implicazioni economiche di un intervento. Nei casi in cui la durata della vita sia rapportata alla qualità della stessa, si parla di QUALYs (Quality-Adjusted Life Years) [1]. La metodologia Q-TWIST (Quality-Adjusted Time Without Symptoms or Toxicity) è stata proposta come strumento di stima della QVS nei trial terapeutici sulla SM [25]. Questa misura di utilità permette di considerare sia gli aspetti clinici (comparsa di nuove esacerbazioni, progressione di malattia) che gli effetti avversi legati all'intervento, così da fornire una valutazione il più possibile completa di efficacia. Non esistono ad oggi esempi applicativi nelle persone con SM, mentre vi è una letteratura abbondante nella patologia oncologica e nei pazienti con infezione da virus dell'immunodeficienza acquisita, situazioni in cui la sopravvivenza è un outcome prioritario e dove pertanto è indicato integrare le informazioni raccolte sulla QVS con i dati di sopravvivenza.

Strumenti specifici per le persone con SM

I questionari di QVS *specifici per malattia* considerano aspetti che sono ritenuti rilevanti in determinate malattie (ad esempio la fatica nelle persone con SM), pertanto sono più adatti per essere impiegati in studi longitudinali o in sperimentazioni terapeutiche poiché dotati di maggiore *responsività*.

Esistono infine strumenti che si compongono di una parte generale, che permette ad esempio di confrontare la QdVS di individui affetti da differenti malattie per pianificare interventi assistenziali od economici, e di una parte specifica per la malattia [18, 19, 27]. La Tabella 2 mette a confronto le principali caratteristiche di questi strumenti.

Il questionario MSQOL-54

L'MSQOL-54 è uno strumento specifico per la SM che si compone di un modulo generico rappresentato dall' SF-36 e da 18 domande aggiuntive che esplorano dimensioni considerate rilevanti per la persona con SM (stress legato alla salute, funzione sessuale, soddisfazione sessuale, qualità della vita complessiva, funzione cognitiva, energia, dolore, attività sociali). Come per l'SF-36, le scale compongono due indici compositi, fisico e mentale [18]. Il questionario è stato validato psicometricamente e clinicamente su 176 pazienti, con risultati soddisfacenti. Coniugando le caratteristiche di uno strumento generico con quelle di un questionario specifico, è adatto sia per studi discriminativi che desiderino confrontare il profilo di QVS delle persone con SM con quello della popolazione generale o di altre popolazioni di pazienti, sia per studi longitudinali e trial terapeutici. Ad oggi l'MSQOL-54 è lo strumento specifico più impiegato nella malattia, e la National Multiple Sclerosis Society lo considera lo strumento di riferimento [26].

Un'indagine postale ha stimato le ripercussioni della malattia sul piano familiare, sociale e lavorativo nelle persone con SM che risiedono nella provincia di Milano impiegando la versione italiana dell'MSQOL-54. L'impatto della SM sulla vita dei pazienti è risultato pervasivo, con notevoli ripercussioni sul ruolo familiare e lavorativo: il 41% delle persone con SM non era occupata, e tale percentuale era più elevata nelle donne e nei pazienti con scolarità inferiore [28]. Infine, due studi recenti hanno riscontrato un'associazione inversa tra la presenza di sintomi depressivi e QVS stimata mediante l'MSQOL-54 [29, 30].

Il questionario FAMS

Il Functional Assessment of Multiple Sclerosis (FAMS) è un questionario di QVS per i pazienti con SM messo a punto negli Stati Uniti e si compone di 59 domande raggruppate in 6 scale: mobilità, sintomi, stato emotivo, soddisfazione generale, pensiero e fatica, e benessere familiare e sociale [27]. Il questionario è stato

Tabella 2. Caratteristiche dei questionari di QVS specifici per le persone con SM

	MSQOL-54	FAMS	MSQLI	RAYS	HAQUAMS
Anno di pubblicazione	1995	1996	1999	2000	2001
Modulo generico	SF-36 (36 item)	FACT-G (28 item)	SF-36 (36 item)	–	–
Modulo specifico	18 item	31 item	9 scale	50 item	38 item
Versioni validate	America Italia Francia (Finlandia)	America	America/Canada	Israele	Germania
Validazione clinica n=435 q.p.	n = 536 i.d.	n = 377 i.d. n = 56 q.p.	n = 300 i.d.	n = 50 i.d.	n = 237 i.d.
Riproducibilità	Coefficiente alfa Test-retest	Coefficiente alfa Test-retest	Coefficiente alfa	Coefficiente alfa	Coefficiente alfa Test-retest
Domini non valutati	Visione Funzioni sfinteriche Funzioni sessuali	Visione	–	–	–
Tempo di compilazione	20 minuti	20 minuti	45 minuti	n.s.	n.s.

MSQOL-54, Multiple Sclerosis Quality-Of-Life 54; FAMS, Functional Assessment of Multiple Sclerosis; MSQLI, Multiple Sclerosis Quality of Life; HAQUAMS, Hamburg Quality of Life Questionnaire in Multiple Sclerosis; FACT-G, Functional Assessment of Cancer Therapy, General version; i.d., intervista diretta; q.p., questionario postale; n.s.: non specificato validato in un campione postale di 377 pazienti (74% rispondenti) e in un campione clinico di 56 pazienti (100% rispondenti), e ha fornito risultati soddisfacenti in entrambi i gruppi.

Il questionario MSQLI

La necessità di reperire misure di esito sempre più adeguate per la SM è stata recentemente sottolineata da una task force coordinata dall'Associazione Sclerosi Multipla Statunitense che ha sviluppato il Multiple Sclerosis Quality of Life (MSQLI) [19, 26]. Nonostante la definizione, più che di una misura per la stima della QVS specifica per i pazienti con SM si tratta tuttavia di uno strumento composito per la stima dell'outcome nella malattia, nella cui costituzione entrano ben 10 scale, relative a QVS (SF-36), fatica (Modified Fatigue Impact Scale), dolore (MOS Pain Effect Scale), visione (Impact of Visual Impairment Scale), funzioni sfinteriche (Bladder Control Scale, Bowel Control Scale), sessuali (Sexual Satisfaction Scale), cognitive (Perceived Deficits Questionnaire), psichiche (Mental Health Inventory) e sociali (MOS Social Support Survey).

Il questionario RAYS

Messo a punto in Israele, consta di 15 domande a scelta multipla e fa riferimento all'ultima settimana [31]. Il questionario RAYS è stato validato rispetto all'SF-36 in 50 persone con SM mediante intervista diretta, evidenziando buone caratteristiche psicometriche. La letteratura disponibile è ancora limitata, essendo stato sviluppato negli ultimi anni.

Il questionario HAQUAMS

L' Hamburg Quality of Life Questionnaire in Multiple Sclerosis (HAQUAMS) è il più recente dei questionari specifici, e come la scala RAYS è stato sviluppato in Europa. Pur essendo uno strumento nuovo, ha evidenziato caratteristiche clinimetriche interessanti [32].

Scelta dello strumento più appropriato

La scelta dello strumento per la stima della QVS dipende dagli obiettivi di impiego. I questionari generici sono indicati nelle indagini sullo stato di salute della popolazione generale o di determinati individui, poiché permettono il confronto tra condizioni e gruppi di pazienti. Nei trial terapeutici le misure di QVS compaiono sempre più spesso tra gli indicatori di outcome. Gli strumenti specifici dovrebbero essere dotati di una maggiore responsività, o sensibilità al cambiamento, rispetto ai questionari generici, anche se va precisato che non esistono studi pubblicati che abbiano valutato la responsività di questionari di QVS specifici per la SM. Una stima indiretta di tale proprietà è ottenuta dalla verifica degli effetti *pavimento* e *soffitto* per ciascuna delle scale che compongono lo strumento di QVS. L'effetto pavimento è costituito dalla percentuale di individui con il punteggio minimo alla scala considerata, mentre l'effetto soffitto è dato dalla percentuale di individui con il punteggio massimo. Affinché una misura di QVS possieda una buona responsività è necessario che le scale che la compongono abbiano un effetto pavimento e soffitto non superiore al 20%.

Anche in situazioni in cui esista già un outcome primario di diretta rilevanza per il paziente, quale l'entrata in progressione o la perdita di autonomia nel cammino, una misura QVS può fornire informazioni complementari su entità e tipologia degli effetti del trattamento (è ad esempio possibile che emergano effetti avversi non rilevati in precedenza), fornendo un indice complessivo del rapporto rischio/beneficio attribuibile ad un dato intervento [1]. Le misure di utilità sono particolarmente indicate se lo studio intende valutare le implicazioni economiche di un determinato trattamento.

Parimenti importante è la scelta di uno strumento che sia stato validato nella popolazione e nella lingua in cui si intende impiegarlo. Considerando la modalità di somministrazione, i questionari autocompilati comportano un costo minore ma anche un maggior numero di risposte errate o mancanti, soprattutto in determinati gruppi di individui (anziani, disabili, persone poco scolarizzate).

La messa a punto di strumenti agili, che riescano a catturare informazioni essenziali con un numero limitato di domande, è l'obiettivo degli esperti nel settore (lo stesso SF-36, risultato di tale procedura di contrazione a partire dal Medical Outcome Study, è stato recentemente ulteriormente contratto in un questionario di 12 item, l'SF-12).

Infine, disegno, analisi e interpretazione dei risultati di QVS devono essere condotti in modo appropriato, poiché si tratta di misure di outcome multidimensionali che richiedono una metodologia adeguata.

Conclusioni

La ricerca sulla qualità della vita offre una prospettiva più ampia e comprensiva rispetto ai modelli puramente biologici e fisiologici della malattia che hanno dominato ad oggi i trial terapeutici e gli interventi sanitari. Si tratta di misure complementari e non alternative alle stime di impairment e disabilità, tuttavia soprattutto in malattie croniche ed invalidanti quali la SM, che affliggono più gli aspetti qualitativi che quantitativi della vita, le misure di QVS permettono di valorizzare il punto di vista del paziente nei processi decisionali in ambito sanitario e sociale. Nonostante la maggior parte degli strumenti di QVS sia nata in ambito cardiovascolare ed oncologico, le malattie neurologiche e la SM non rappresentano più settori "orfani". È infatti propria degli anni più recenti non solo la traduzione-adattamento ma lo sviluppo di questionari di QVS specifici per la SM, anche in Paesi non anglofoni. A fronte di una crescente documentazione su validità e riproducibilità dei questionari di QVS, l'evidenza disponibile riguardante la loro responsività è tuttavia ancora limitata.

Bibliografia

1. Guyatt GH, Feeny DH, Patrick DL (1993) Measuring health-related quality of life. Ann Intern Med 118:622-629
2. Hunt S, Mc Ewen J, Mc Kenna SP (1986) Measuring a health status. Croom Helm, London
3. Testa MA, Siminson DC (1996) Assessment of quality-of-life outcomes. N Eng J Med 334:835-840
4. Rothman M, Hedrick S, Bulcroft KA et al (1991) The validity of proxy-generated scores as measures of patient health status. Med Care 29:115-124
5. Guillemin F, Bonbardier C, Beaton D (1993) Cross-cultural adaption of health-related quality of life measures: literature review and proposed guidelines. J Clin Epidemiol 12:1417-1432
6. Hays RD, Vickrey BG, Hermann BP et al (1995) Agreement between self reports and proxy reports of quality of life in epilepsy patients. Qual Life Res 4:159-168
7. Solari A, Baldini S, Barbieri E et al (1998) Health-related quality of life in multiple sclerosis: Assessments by patients and proxies. Neuroepidemiology 17:14 (abstract)
8. Apolone G, Mosconi P (1998) The Italian SF-36. Health Survey: translation, validation and norming from a clinical epidemiology perspective. J Clin Epidemiol 1:1025-1036
9. Solari A, Filippini G, Mendozzi L et al (1999) Validation of Italian multiple sclerosis quality of life 54 questionnaire. J Neurol Neurosurg Psychiatry 67:158-162
10. Aronson KJ (1997) Quality of life among persons with multiple sclerosis and their caregivers. Neurology 48:74-80
11. Aaronson NK, Acquadr C, Alonso J et al (1992) International quality of life assessment (IQOLA) project. Qual Life Res 1:349-351
12. Bergner M, Bobbitt RA, Carter WB et al (1981) The Sickness Impact Profile: Development and final revision of a health status measure. Med Care 19:787 (abstract)
13. EuroQol Group (1996) EuroQol: The current state of play. Health Policy 37:53 (abstract)
14. Ware JE, Sherbourne CD (1992) The MOS 36-Item Short Form Health Survey (SF-36) I. Conceptual framework and item selection. Med Care 30:473-483
15. Bourdette DN, Prochazka AV, Mitchell W et al (1993) Health care costs of veterans with multiple sclerosis: Implications for the rehabilitation of MS. Arch Phys Med Rehab 74:26-31
16. Freeman JA, Thompson AJ, Fitzpatrick R et al (2001) Interferon-β1b in the treatment of secondary progressive MS. Impact on quality of life. Neurology 57:1870-1875
17. Petajan JH, Gappmaier E, White AT et al (1996) Impact of aerobic training on fitness and quality of life in multiple sclerosis. Ann Neurol 39:432-441
18. Vickrey BG, Hays RD, Harooni R et al (1995) A health-related quality of life measure for multiple sclerosis. Qual Life Res 4:187-206

19. Fischer JS, LaRocca NG, Miller DM et al (1999) Recent developments in the assessment of quality of life in multiple sclerosis (MS). Mult Scler 5:251-259
20. Rothwell PM, McDowell Z, Wong CK, Dorman PJ (1997) Doctors and patients don't agree: cross sectional study of patients and doctors perceptions and assessments of disability in multiple sclerosis. BMJ 314:1580-1583
21. Rice GP, Oger J, Duquette P, Francio GS et al (1999)Treatment with interferon beta-1b improves quality of life in multiple sclerosis. Can J Neurol Sci 26:276-282
22. Norvedt MW, Riise T, Myhr KM et al (1999) Type I interferons and the quality of life in multiple sclerosis patients. Results from a clinical trial on interferon alfa-2a. Mult Scler 5:317-322
23. Lincoln NB, Dent A, Harding J et al (2002) Evaluation of cognitive assessment and cognitive intervention for people with multiple sclerosis. J Neurol Neurosurg Psychiatry 72:93-98
24. Solari A, Filippini G, Gasco P et al (1999) Physical rehabilitation has a positive effect on disability in multiple sclerosis patients. Neurology 52:57-62
25. Schwartz CE, Cole BF, Gelber RD et al (1995) Measuring patient-centered outcome in neurological disease. Extending the Q-TWIST method. Arch Neurol 52:754-762
26. Fischer J (2002) Quality of life measures and issues in assessment. Mult Scler (*in stampa*)
27. Solari A, Radice D (2001) Health status of people with multiple sclerosis: a community mail survey. Neurol Sci, pp. 307-315
28. Amato MP, Ponziani G, Rossi F et al (2001) Quality of life in multiple sclerosis: the impact of depression, fatigue, and disability. Mult Scler 7:340-344
29. Wang JL, Reimer MA, Metz LM, Patten SB (2000) Major depression and quality of life in individuals with multiple sclerosis. Int J Psychiatry Med 30:309-317
30. Cella DF, Dineen MA, Arnason B et al (1996) Validation of the functional assessment of multiple sclerosis quality of life instrument. Neurology 47:129-139
31. Rotstein Z, Barak Y, Noy S, Achiron A (2000) Quality of life in multiple sclerosis: development and validation of the "RAYS" scale and comparison with the SF-36. Int J Qual Health Care 12:511-517
32. Gold GM, Heesen C, Schulz H et al (2001) Disease-specific quality of life instruments in multiple sclerosis: validation of the Hamburg Quality of Life Questionnaire in multuple sclerosis (HAQUAMS). Mult Scler 7:119-130

3 Assistenza domiciliare, assistenza ospedaliera e qualità della vita nel paziente con sclerosi multipla: due modelli a confronto

C. POZZILLI, G. BORRIELLO

Introduzione

La sclerosi multipla (SM) rappresenta una sfida costante per l'applicazione di nuovi modelli di trattamento, a seguito delle conseguenze che determina sulle diverse dimensioni della persona colpita. In accordo con quanto espresso dalla Organizzazione Mondiale della Sanità riguardo al concetto di "salute", intesa non solo come assenza di malattia, ma anche come completo benessere fisico, psicologico e sociale, si è assistito allo sviluppo di approcci innovativi nella gestione di una patologia tanto imprevedibile e complessa quale la SM.

Lo sforzo comune verso gli obiettivi di prevenzione e riduzione della disabilità, nonché di salvaguardia di una piena partecipazione sociale, vede attivamente coinvolti medici specialisti, operatori sanitari, ricercatori e associazioni di volontariato, quali l'Associazione Italiana Sclerosi Multipla (AISM).

Rispetto al passato, la percentuale di soggetti con invalidità di grado elevato risulta diminuita, in virtù delle attuali risorse diagnostiche e terapeutiche, ma le implicazioni in termini di costi sociali di tale patologia sono ancora assai rilevanti [1-3], e sono stati oggetto di notevole interesse negli ultimi anni [4, 5]. Dati attendibili, emersi da studi condotti nel corso del 1995 [6, 7], hanno evidenziato una spesa annuale nazionale di 1,2 miliardi di sterline nel Regno Unito, e di 1,7 miliardi di corone in Svezia, spesa legata essenzialmente ai costi ospedalieri. Va inoltre precisato che dal computo risultavano esclusi i costi relativi ai servizi sociali, ai trasporti privati, agli ausili, con evidente sottostima della quota globale.

Per quanto riguarda la situazione in Italia, uno studio multicentrico [8] di recente pubblicazione mostra che la percentuale più rilevante dei costi sostenuti nel nostro Paese per la SM sono legati all'elevato numero di ricoveri ospedalieri, con una stretta correlazione tra questi ultimi ed il grado di disabilità fisica (Tabella 1).

È evidente come la SM sia una malattia estremamente costosa, a causa delle proprie caratteristiche di cronicità ed imprevedibilità del decorso clinico, e non di

Tabella 1. Ricoveri ospedalieri per SM in Italia

Condizione clinica[a]	Durata media (giorni)	Costi annuali (Euro)
Non disabili	5,5	516
Disabilità lieve	8,6	1.133
Disabilità moderata	12,0	987
Sostegno uni o bilaterale	10,1	1.410
Carrozzina	14,2	3.022

[a] Non disabili: EDSS 0.0-1.5; Disabilità lieve: EDSS 2.0-3.5; Disabilità moderata: EDSS 4.0-5.5; Sostegno uni o bilaterale: EDSS 6.0-6.5; Carrozzina: EDSS ≥ 7.0 (per gentile concessione, da Amato MP et al. [8])

meno a seguito dell'introduzione di terapie preventive specifiche a totale carico del Servizio Sanitario Nazionale [9]. Attualmente la risposta del servizio pubblico alle motivate richieste dei pazienti con SM desta sentimenti di insoddisfazione. È noto infatti come le limitate risorse disponibili non sempre siano sufficienti ad attuare programmi di assistenza e di recupero riabilitativo adeguato alle esigenze del malato: nel caso della SM si è dimostrato invece fondamentale un intervento riabilitativo inteso, data la molteplicità dei bisogni, come approccio interdisciplinare.

È nata pertanto la necessità di valutare alternative al trattamento tradizionale, valide non solo dal punto di vista del risparmio economico, ma capaci anche di assicurare una "qualità di vita" (QdV) che veda rispettata la centralità del ruolo del paziente affetto. Uno dei parametri fondamentali da considerare al fine di valutare l'efficacia globale di un trattamento terapeutico è infatti proprio il livello di QdV raggiunto dal malato, ovviamente in rapporto al grado di morbilità. In questo modo sarà possibile porre utili confronti tra i diversi approcci ed identificare le applicazioni ideali per il futuro.

Assistenza domiciliare e assistenza ospedaliera nel paziente con SM

Al fine di dimostrare l'efficacia del trattamento domiciliare nel migliorare la QdV dei pazienti con SM limitando le spese sanitarie, è stato condotto uno studio prospettico randomizzato controllato con follow-up ad un anno [10], selezionando soggetti con SM clinicamente definita [11] afferenti ai Centri SM e ad altre strutture sanitarie della città di Roma. Sono stati inclusi 201 pazienti randomizzati distinti in un gruppo di intervento (133 pazienti seguiti a domicilio) ed un gruppo di controllo (n = 68) che riceveva le cure ospedaliere usuali. La scelta di ricorrere ad una proporzione 2:1 è giustificata dalla necessità di vedere sufficientemente rappresentato il gruppo dei pazienti in trattamento domiciliare: questi venivano seguiti tramite visite a casa, con la possibilità, grazie ad un apposito

Tabella 2. Caratteristiche cliniche e demografiche dei pazienti in studio

Pazienti	Trattati a domicilio (n = 133)	Controlli (n = 68)
Età media	47,0	46,7
% donne	65,0	69,0
% coniugati	58,0	53,0
% in attività	23,0	28,0
% RRSM	19,6	20,6
% PPSM	20,5	20,6
% SPSM	59,9	58,8
EDSS media	6,0	6,0

RR, recidivante remittente; PP, progressiva primaria; SP, progressiva secondaria (da Pozzilli C. et al. [10])

numero telefonico a disposizione cinque giorni a settimana, di contattare un operatore preposto ad indirizzare eventuali richieste verso gli specialisti a disposizione. Questi ultimi costituivano un team multidisciplinare di professionisti competenti nel riconoscere e trattare i disturbi tipici di questa malattia. Era pertanto prevista la partecipazione di specialisti in neurologia, urologia e fisiatria, nonché la consulenza di uno psicologo, un infermiere professionale, un fisioterapista ed un assistente sociale. L'assistenza a domicilio poteva in tal modo offrire supporto con educazione del paziente e dei familiari, cure infermieristiche, terapia riabilitativa e somministrazione di farmaci, riducendo drasticamente la necessità di ricovero in ambiente ospedaliero. Il secondo gruppo di pazienti in studio (controllo) riceveva le abituali cure ambulatoriali e veniva contattato mensilmente per ottenere informazioni su visite ed eventuali ricoveri effettuati.

Considerato che le necessità di ricovero ed i costi differiscono sensibilmente in rapporto all'età ed al livello di disabilità, espresso tramite la scala delle disabilità di Kurtzke (EDSS), Expanded Disability Status Scale [12], i pazienti dei due gruppi sono stati selezionati per omogeneità rispetto a criteri clinici e demografici (Tabella 2).

Per tutti i pazienti in studio venivano valutati, all'inizio e dopo un anno di osservazione, il grado di invalidità neurologica, le abilità cognitive, la fatica, il tono dell'umore e la QdV (valutazione baseline) tramite apposite scale e relativi punteggi [13-20] (Tabella 3).

Per quel che concerne la valutazione dei costi sostenuti, occorre ricordare che, come per le altre patologie, nella SM si considerano costi indiretti e diretti [1, 21]: i primi si riferiscono al mancato guadagno da parte del paziente o dei familiari che lo assistono, e quindi relativi a riduzione, modifica o interruzione dell'attività lavorativa a causa dalle limitazioni fisiche o cognitive, nonché le giornate di retribuzione perdute a seguito di visite mediche ed esami strumentali. Rientrano sempre tra i costi indiretti il mancato introito fiscale da parte dello Stato ed i costi per gli spostamenti ed i viaggi. Diversamente, tra i costi diretti rientrano: visite mediche, esami strumentali e di laboratorio, farmaci, trattamenti riabilitativi, assistenza infermieristica, ausili e protesi, modifiche a livello logistico (automobile, abitazio-

Tabella 3. Valutazione baseline e ad un anno di follow-up

Parametri	Scale di valutazione
Invalidità neurologica	EDSS
Abilità cognitive	MMSE
Disabilità	FIM
Fatica	FSS
Ansia	STAI
Aggressività	STAXI
Depressione	CDQ
Qualità di vita	SF-36

EDSS, Expanded Disability Status Scale [13]; MMSE, Mini-Mental State Examination [14]; FIM, Functional Indipendence Measure [15]; FSS, Fatigue Severity Scale [16]; STAI, State Trait Anxiety Inventory [17]; STAXI, State Trait Anger Expression Inventory [18]; CDQ, Clinical Depression Questionnaire [19]; SF-36, Short Form Health Survey Questionnaire [20]

ne). Nel nostro studio sono state considerate le sole spese dirette, data la difficoltà di valutare il costo delle risorse umane secondo un teorico "prezzo di mercato".

I costi relativi agli esami diagnostici e ai trattamenti ospedalieri ordinari, di riabilitazione, di day-hospital, sono stati valutati utilizzando le tabelle italiane di rimborso ospedaliero (diagnosis-related group, DRG). Per il gruppo di intervento, abbiamo calcolato il costo necessario a coprire l'organizzazione e l'attuazione dello schema di trattamento domiciliare (operatore, coordinatore, spese telefoniche, team di intervento).

I dati del follow-up ad un anno di distanza dalla valutazione di base mostravano importanti differenze tra i due gruppi sia dal punto di vista del livello di QdV, che sul fronte delle spese sostenute, con risultati a favore del gruppo di intervento. Infatti era evidenziabile un significativo miglioramento nei punteggi riportati nel gruppo di intervento in 4 delle 8 scale della SF-36 (salute generale, dolore, limitazioni fisiche, energie emozionali). Il modello SF-36 risulta particolarmente significativo nel valutare la QdV dei pazienti con SM [22-24]. Al contrario, appare strumento poco attendibile quando la selezione dei pazienti si limita a malati con disabilità da moderata a severa: per questo motivo abbiamo incluso nel nostro studio anche forme remittenti-recidivanti, al fine di ottenere una rappresentazione quanto più veritiera possibile dell'ampia popolazione di persone affette da SM.

La nostra osservazione mostrava inoltre presente un cambiamento positivo nel tono dell'umore nei pazienti trattati a domicilio, testimoniato da un importante decremento (-7.8%), rispetto ad un lieve incremento nel gruppo di controllo (+0.7%), nel punteggio riportato dopo somministrazione del CDQ. Al contrario, non si registravano differenze sostanziali tra i due gruppi nei punteggi relativi alle scale di valutazione delle disabilità fisiche quali EDSS, FIM, FSS, dimostrando che la diversità dell'approccio al paziente non influenza l'obiettività della valutazione neurologica effettuata secondo gli strumenti più comuni.

I risultati relativi ai costi sostenuti in ciascun braccio dello studio mostrano un

Tabella 4. Costi diretti annuali in Euro

	Trattati a domicilio (n = 133)	Controllo (n = 68)
Cure ospedaliere	1.173	2.193
Programma domiciliare	146	–
Cure domiciliari	124	73
TOTALE	1.443	2.266
Differenza	– 823	

(da Pozzilli C. et al. [10])

risparmio di 823 euro per paziente nel gruppo trattato a domicilio rispetto a quello seguito tradizionalmente (Tabella 4). Tale differenza è imputabile soprattutto al risparmio sulle spese ospedaliere: i pazienti nel gruppo di controllo facevano ricorso alle strutture pubbliche più frequentemente dei pazienti inclusi nel programma di terapia domiciliare. Le richieste di questi ultimi consistevano sostanzialmente in interventi di assistenza sia medica che infermieristica, e nella necessità di un supporto sociale e psicologico: di frequente infatti il paziente identifica quale preoccupazione primaria le limitazioni indotte da fattori socio-psicologici, e non necessariamente da una invalidità fisica, a differenza di quanto sono portati a ritenere la maggior parte degli specialisti [25].

Conclusioni

Nonostante l'evidenza dei nostri risultati, talora il confronto tra le due modalità di trattamento produce dati contrastanti, sia in termini di evidenze cliniche che di analisi dei costi [26, 27]. L'efficacia del programma terapeutico è fortemente influenzata dalle caratteristiche dei partecipanti allo studio: una condizione di invalidità cronica, quale può presentarsi dopo molti anni dall'esordio, richiede uno schema di trattamento a lungo-termine mirato a soddisfare un carico di esigenze senz'altro superiore a quanto possa richiedere un caso ad insorgenza recente. Nelle fasi avanzate di malattia, inoltre, raramente si verificano episodi acuti che richiedono un intervento in urgenza, mentre assai frequenti sono le richieste di supporto psicologico e sociale sia a favore del paziente che dei familiari.

In considerazione anche di tali motivazioni, sembra fondamentale la partecipazione di un team multidisciplinare di esperti che collaborino per soddisfare le necessità del paziente evitando che si allontani dal proprio domicilio.

Un simile approccio ha dimostrato di poter influire positivamente sulla spesa del sistema sanitario pubblico, determinando una riduzione del numero dei ricoveri e della durata della degenza presso le strutture ospedaliere. Appare inoltre da preferire, rispetto agli schemi di trattamento tradizionali, nell'intenzione di favorire una migliore QdV del paziente con SM, attraverso una gestione ottimale delle valide risorse umane a disposizione di quanti soffrono le limitazioni imposte da questa patologia.

Bibliografia

1. Whetten-Goldstein FS, Goldstein LB, Kulas ED (1998) A comprehensive assessment of the cost of multiple sclerosis in the United States. Mult Scler 4:419-425
2. Parkin D, Jacoby A, McNamee P et al (2000) Treatment of multiple sclerosis with interferon beta: an appraisal of cost-effectiveness and quality of life. J Neurol Neurosurg Psychiatry 68:144-149
3. Carton H, Loos R, Pacolet J et al (1998) Utilization and cost of professional care and assistance according to disability of patients with multiple sclerosis in Flanders (Belgium). J Neurol Neurosurg Psychiatry 64:444-450
4. Bourdette DN, Prochazka AV, Mitchell W et al (1993) Health care costs of veterans with MS : implications for the rehabilitation of MS. Arch Phys Med Rehabil 74:25-31
5. Inman RP (1984) Disability indices, the economic cost of illness and social insurance: the case of multiple sclerosis. Acta Neurol Scand Suppl 70:46-55
6. Holmes J, Mavick T, Bates D (1995) The cost of multiple sclerosis. Brit J Med Econ 8:181-193
7. Jonsson B (1995) The economic cost of multiple sclerosis in Sweden. EFI Research Paper 6551. Stockolm School of Economics, Stockolm
8. Amato MP, Battaglia MA, Caputo D et al (2002) The cost of Multiple Sclerosis: a cross-sectional, multicenter cost of illness study in Italy. J Neurol 249:152-163
9. Parkin D, Miller P, McNee P et al (1998) A cost-utility analisys of interferon beta for multiple sclerosis. Health Technol Assess 2:54
10. Pozzilli C, Brunetti M, Amicosante AMV et al (2002) Health and cost effects of home-based management in Multiple Sclerosis. Results of a randomised controlled trial. J Neurol Neurosurg Psychiatry 73:250-255
11. Poser CM, Paty DW, Scheinberg L et al (1983). New diagnostic criteria for multiple sclerosis: guidelines for research protocols. Ann Neurol 13:227-231
12. Kurtzke J (1983) Rating neurological impairment in multiple sclerosis: an Expanded Disability Status Scale (EDSS). Neurology 33:444-452
13. Folstein M, Folstein S, McHugh PR (1975) Mini mental state: a practical method of grading the cognitive state of patients for the clinicians. J Psychiatry Res 12: 189-198
14. Kidd D, Stewart G, Baldry J et al (1995) The Functional Independence Measure: a comparative validity and reliability study. Disabil Rehabil 17:10-14
15. Krupp LB, La Rocca NC, Muir-Nash J, Steinberg AD (1989) The Fatigue Severity Scale applied to patients with multiple sclerosis and systemic lupus erythematosus". Arch Neurol 46:1121-1123
16. Spielberger CD (1983) Manual for the stait-trait anger inventory Consulting Psychologist Press, Palo Alto
17. Spielberger CD, Vagg PR, Barker LR (1980) The factor structure of State-Trait Anxiety Inventory. In: Saranson IG e Spielberger CD (eds) Stress and Anxiety, vol. 7. Hemisfere/Wiley, New York, pp 293-296
18. Krugg SE, Scheier JH, Cattell RB (1976) Handbook for the IPAT anxiety scale. Champaign Ill, IPAT

19. Ware JE, Sherbourne CD (1992) The MOS-36 item short-form healthy survey (SF-36): Conceptual framework and item selection. Med Care 30:473-483
20. Ware JE, Kosinki M, Keller SD (1994) SF-36 physical and mental health summary scales: a user's manual. MA The Health Institute, New England Medical Center, Boston
21. Drummond MF, O'Brien B, Stoddart GL, Torrance GW (1997) Methods for the economic evaluation of health care programmes (2 edn). Oxford Medical Publications, Oxford
22. Freeman JA, Hobart JC, Thompson AJ (2001) Does adding MS-specific items to a generic measure (the SF-36) improve measurement? Neurology 57:68-74
23. Freeman JA, Hobart JC, Langdon DW, Thompson AJ (2000) Clinical appropriateness: a key factor in outcome measure selection: the 36 item short form health survey in multiple sclerosis. J Neurol Neurosurg Psychiatry 68:150-156
24. Pfennings L, Cohen L, Miller D et al (1999) Using the short form-36 with multiple sclerosis patients in five countries: a cross-cultural comparison. Psychol Rep 85:19-31.
25. Rothwell PM, McDowell, Wong CK, Dorman PJ (1997) Doctors and patients dont't agree: cross sectional study of patients and doctors perceptions and assessments of disability in multiple sclerosis. BMJ 314:1580-1583
26. Gundersen L (1999) There's no place like home: the home care alternative. Ann Intern Med 131:639-640
27. Shepperd S, Iliffe S (1998) The effectiveness of hospital at home compared with in-patient hospital care: a systematic review. J Public Health Med 20:344-350

4 Costi sociosanitari della sclerosi multipla

M.P. AMATO, G. SIRACUSA

Gli studi di valutazione dei costi rivestono grande importanza ai fini della programmazione sanitaria per l'allocazione delle risorse economiche; essi forniscono inoltre la base per una valutazione del rapporto costi-benefici di nuove modalità di intervento terapeutico.

La sclerosi multipla (SM), per il carattere di malattia cronica ad evoluzione generalmente invalidante, a frequenza relativamente elevata (si stimano nel nostro Paese circa 50.000 casi) e per l'incidenza nella fascia di età giovanile – adulta, rappresenta il paradigma di una patologia ad altissimo impatto sociosanitario.

Significato degli studi sui costi sanitari: costi diretti, indiretti e intangibili

Tradizionalmente i costi sanitari legati a una patologia sono distinti in *costi diretti*, che derivano dai costi relativi alla diagnosi, terapia, prevenzione e riabilitazione, e *costi indiretti*, derivanti dalle perdite di produttività (in termini di giornate lavorative perse, riduzione o abbandono definitivo dell'attività lavorativa) sia da parte del paziente che del "care-giver". A questi sono da aggiungere i cosiddetti *costi non quantificabili o intangibili*, difficilmente traducibili in termini monetari, che si riferiscono all'impatto della malattia sulla qualità della vita (QdV) del paziente e del "care-giver". In economia sanitaria, al fine di stabilire le priorità degli interventi, la QdV deve essere espressa come un indice che sia confrontabile tra diverse popolazioni di pazienti. La misura più spesso usata a tale scopo è il Quality-Adjusted Life Year (QUALYs), che rapporta la qualità della vita alla durata della stessa. Un QUALY pari a 1 è un anno di aspettativa di vita in condizioni di buona salute; il valore è tanto inferiore quanto più scadente è la QdV della persona. In economia sanitaria pertanto il beneficio di un intervento terapeutico rispetto ad un altro si esprime in termine di QUALY guadagnati [4].

Sotto il profilo dei costi la situazione italiana, rispetto a quella di altri paesi europei, presenta alcune peculiarità. In primo luogo, la coesistenza di un sistema sanitario nazionale con un ampio settore privato che rappresenta circa il 30% della spesa totale; in secondo luogo, le profonde modifiche realizzatesi in questo settore negli ultimi decenni, volte al contenimento della spesa pubblica e al miglioramento dell'efficienza dei servizi; in terzo luogo, le profonde differenze esistenti tra il Nord e il Sud del Paese, aspetti questi destinati a influenzare soprattutto i costi diretti. Sono inoltre da considerare il tasso relativamente elevato di disoccupazione, e il ruolo centrale svolto dalla famiglia nell'assistenza al paziente disabile nel modello culturale italiano, aspetti questi destinati a influenzare prevalentemente i costi sanitari indiretti.

Lo studio MuSIC (Multiple Sclerosis Italian Costs)

Lo studio MuSIC rappresenta a tuttora l'unica esperienza italiana volta al rilevamento dei costi sanitari diretti e indiretti della SM [1]. Allo studio hanno aderito 42 centri dislocati sull'intero territorio nazionale (vedi Appendice), in grado di fornire uno spaccato ampio e rappresentativo della realtà dei pazienti con SM nel nostro Paese.

I principali obiettivi dello studio sono stati quelli di fornire una stima dei costi diretti e indiretti della malattia e di valutare la loro relazione con le principali caratteristiche demografiche e cliniche dei pazienti; non è invece stato affrontato il problema dei cosiddetti "costi intangibili". Sono stati reclutati pazienti afferenti consecutivamente ai centri come pazienti ambulatoriali. I dati sono stati raccolti in modo prospettico nell'arco del trimestre maggio-luglio 1996, cioè precedentemente all'introduzione della terapia interferonica sul mercato italiano. Il campione in studio risultava costituito da 552 pazienti (184 uomini e 368 donne), che rappresentavano un ampio spettro di caratteristiche cliniche della malattia per quanto riguarda la durata di malattia e il livello di invalidità sulla Expanded Disability Status Scale (EDSS), la durata e il decorso di malattia (Tabella 1).

In ogni centro, i dati venivano raccolti sia dal neurologo sia dal paziente. In particolare, il neurologo compilava, all'inclusione e al terzo mese, una scheda clinica contenente informazioni socio-demografiche, cliniche e sui costi, e, al terzo mese, anche una scheda terapeutica che conteneva informazioni sulle terapie assunte dal paziente. Il paziente, dal canto suo, compilava un diario settimanale e un riassunto quadrisettimanale per l'intero trimestre di studio, contenente altre informazioni sui costi. In particolare, i costi diretti valutati in questo studio includevano i costi dell'ospedalizzazione, delle visite del medico di base, dell'infermiere e di altre figure professionali, delle terapie farmacologiche, della terapia fisica, degli ausili (incluse le modifiche all'abitazione e all'automobile), e le spese di trasporto legate alla malattia. I costi indiretti si componevano di due voci: la prima era costituita dalle perdite di produttività sia del paziente che del "care-giver", in

Tabella 1. Caratteristiche del campione

Variabili socio-demografiche all'inclusione	n	%
Sesso (n = 552)		
Maschi	184	33.3
Femmine	368	66.7
Età (n = 552)		
< 30 anni	98	17.8
31-40 anni	210	38.0
41-50 anni	148	26.8
> 51 anni	96	17.4
Scolarità (n = 540)		
Elementari	225	41.7
Superiori	315	58.3
Stato civile (n = 549)		
Celibe/Nubile	153	27.9
Separato/divorziato/vedovo	32	5.8
Coniugato	364	66.3
Situazione professionale (n = 550)		
Occupato	230	41.9
Casalinga	108	19.6
Disoccupato	41	7.5
Pensionato	152	27.6
Studente	19	3.4
Area geografica (n = 552)		
Nord	275	49.8
Centro	136	24.6
Sud	141	25.6
Variabili cliniche all'inclusione:		
Durata della malattia (n = 552)		
< 5 anni	156	28.3
6-10 anni	177	32.0
11-20 anni	156	28.3
> 21 anni	63	11.4
EDSS (n=552)		
0-1.5 (Asintomatico)	80	14.5
2.0-3.5 (Lieve menomazione)	194	35.1
4.0-5.5 (Disabile)	104	18.8
6.0- 6.5 (Deambulante con ausili)	89	16.1
>7.0 (Costretto alla carrozzina)	85	15.4
Decorso della malattia (n = 552)		
Recidivante remittente	264	54.5
Secondariamente progressivo	198	35.9
Primariamente progressivo	53	9.6

termini di giornate lavorative perse o di riduzione o abbandono definitiva dell'attività lavorativa, la seconda era invece rappresentata dall'assistenza informale, cioè non retribuita, prestata generalmente al paziente da familiari o amici nel tempo libero.

Nell'analisi economica sono stati calcolati i costi totali, diretti e indiretti sia per paziente che per "utente" (paziente che utilizza una specifica risorsa economica). Attraverso un'analisi della varianza si è inoltre verificato come diverse caratteristiche sociodemografiche e cliniche possano influenzare l'andamento dei costi. L'ammontare e la composizione dei costi sono mostrati nella Tabella 2. I costi totali per paziente per trimestre ammontavano in media a € 5.116: il 78% dei costi totali era rappresentato dai costi indiretti e solo il 22% dai costi diretti. A loro volta, i costi indiretti per paziente per trimestre ammontavano a € 4.014: le voci di costo principali erano costituite dalle perdite di produttività del paziente (48% sul totale dei costi indiretti), del "care-giver" (15%) e dall'assistenza informale (37%). Infine, i costi diretti per paziente per trimestre ammontavano a € 1.102. Le voci principali erano rappresentate dall'ospedalizzazione (31% sul totale dei costi diretti), dagli ausili (21%), dalle visite (20%) e dalla fisioterapia (11%). Nell'analisi delle correlazioni tra costi e caratteristiche sociodemografiche del paziente è emerso come i costi totali siano significativamente maggiori nel sesso maschile rispetto a quello femminile ($p < 0,05$), la differenza essendo attribuibile principalmente alle maggiori perdite di produttività; i costi totali aumentavano inoltre significativamente con l'aumentare dell'età del paziente ($p < 0,0005$), mentre non si riscontravano differenze relativamente all'area geografica di appartenenza. Per quanto riguarda le caratteristiche cliniche, i costi totali aumentavano significativamente all'aumentare della durata di malattia ($p < 0,0005$) e, soprattutto, del grado di disabilità dei pazienti ($p < 0,0005$). In particolare, i costi aumentavano di circa cinque volte nei pazienti più disabili (€ 10.140) confrontati con quelli asintomatici (€ 1.983). Infine, i costi totali erano significativamente maggiori nei pazienti con decorso secondariamente progressivo (€ 7.709) e primariamente progressivo (€ 8.135) rispetto a quelli con decorso recidivante-remittente (€ 3.671). Tra i soggetti con decorso recidivante-remittente, quelli che presentavano ricadute cliniche nel corso dello studio (circa 1 soggetto su 4) presentavano costi più elevati, la differenza essendo attribuibile ai costi dell'ospedalizzazione, delle visite neurologiche e dei farmaci.

Tabella 2. Composizione dei costi (costo medio per paziente per trimestre)

Voce di spesa	Costo (€)	%
Ospedalizzazioni	335,70	30.5
Visite	218,40	19.8
Test diagnostici	56,80	5.1
Fisioterapia	125,50	11.4
Ausili	234,00	21.2
Farmaci	45,00	4.1
Trasporti	86,70	7.9
Costo diretto per paziente	**€ 1.102,00**	
Perdite di produttività	2.522,00	62.8
Assistenza informale	1.492,00	37.2
Costo indiretto per paziente	**€ 4.014,00**	
Costo totale per paziente	**€ 5.116,00**	

Prospettive di intervento

Nonostante alcune peculiarità della situazione italiana, i risultati di questo studio confermano alcune tendenze già identificate in precedenti studi condotti in altri Paesi europei [2-8]. In primo luogo, la SM si conferma essere una malattia che comporta costi elevati per la società, con un costo medio per paziente per trimestre di circa € 5.119. Questo costo trimestrale può essere considerato rappresentativo dei costi dell'intero anno, che, aggiustando per il livello di disabilità della popolaziome generale dei pazienti, sarebbero stimati intorno a € 24.000 per paziente per anno. Estrapolando questi dati al numero dei pazienti, si evince un costo annuo nel nostro Paese pari a € 1.200.000.000. Inoltre, considerando i dati sulla storia naturale della malattia, si stima che il costo medio per una vita con SM ammonti a € 376.000.

Il secondo dato di rilievo è che i costi indiretti sono di gran lunga superiori a quelli diretti, di un fattore di oltre tre volte. In questo studio, l'elevata quota rappresentata dalle perdite di produttività del "care-giver" e dall'assistenza informale riflette il ruolo centrale svolto dalla famiglia nell'assistenza ai pazienti. Questo è legato sia al modello culturale italiano, sia alle difficoltà di erogazione dei servizi a domicilio del paziente, per cui i soggetti più disabili risultano largamente dipendenti dai familiari per l'assistenza. Tra i costi diretti, la voce più significativa è risultata essere l'ospedalizzazione, particolarmente nei pazienti più disabili e nei pazienti con decorso recidivante-remittente che presentano ricadute cliniche. Infine, questo studio dimostra chiaramente la stretta relazione esistente tra costi e gravità di malattia, in termini di disabilità e andamento progressivo. Questi risultati indicano pertanto l'importanza di interventi terapeutici in fase precoce di malattia, volti a ridurre il numero di ricadute cliniche e, soprattutto, a prevenire o rallentare lo sviluppo di disabilità permanente. Importanti risultano anche gli interventi del sistema sanitario volti a migliorare l'erogazione dei servizi a domicilio per i pazienti disabili e a alleviare il carico assistenziale che attualmente grava essenzialmente sulla famiglia. Lo stesso gruppo di studio che ha condotto lo studio MuSIC sta inoltre conducendo una nuova indagine sui costi della SM, per valutare come lo scenario si sia modificato in seguito all'introduzione nel mercato di nuove terapie (interferone beta, glatiramer acetato). In questa indagine sarà specificamente affrontato il problema dei costi intangibili, attraverso un tentativo di valutazione dell'impatto della malattia sulla QdV del paziente e dei familiari.

Appendice

Lista dei partecipanti allo studio MuSIC

M.G. Coniglio e M. Paciello (Divisione di Neurologia, Ospedale S. Carlo - Potenza); M. Ciccarelli e F. Branca (Centro AISM - Reggio Calabria); R.L. Olivieri e G.

Sibilia (Istituto di Neurologia, Ospedale dell'Università Mater - Catanzaro); G. Orefice e O. Campese (II Clinica Neurologica, Università Federico II, Napoli); R. Valiani e A. Mandarini (Division e di Neurologia, Ospedale Cardarelli - Napoli); E. Montanari e L. Ludovico (Dipartimento di Neurrologia, Ospedale Civile - Fidenza); L. Motti e R. Sabadini (Ospedale Santa Maria Nuova - Reggio Emilia); S. Stecchi e C. Scandellari (Divisione di Neurologia, Poliambulatorio Mazzacorati - Bologna); M.R. Tola e D. Grananiello (Clinica Neurologica, Arcispedale S. Anna, Università di Ferrara); D. Cargnelutti e P. Bergonzi (Clinica Neurologica, Ospedale Universitario - Gemona del Friuli); R. Viel (Divisione di Neurologia, Ospedale S. Maria della Misericordia - Udine); A. Zadini e C. Pelizon ("Modulo Neurolesi, Centro Riabilitazione", Ospedale Maggiore - Trieste); G. Galgani e M.R. Fele (Divisione di Neurologia, Ospedale S. Camillo - Roma); A.R. Massaro e D. De Pascalis (Divisione di Neurologia, Ospedale Gemelli - Roma); U. Nocentini (Divisione E di Neuroriabilitazione, Istituto S. Lucia , Università Tor Vergata - Roma); C. Pozzilli e A. Mancini (I Clinica Neurologica, Università La Sapienza - Roma); M. Spadaro e R. Fantozzi (Istituto di Malattie Nervose e Mentali, Università La Sapienza - Roma); C. Solaro e G.L. Mancardi (Dipartimento di Scienze Neurologiche, Università di Genova); A. Tartaglione e S. Parodi (Divisione di Neurologia, Ospedale Sant'Andrea - La Spezia); R. Capra e S. Galluzzi (II Clinica Neurologica, Spedali Civili, Università di Brescia); D. Caputo (Centro Sclerosi Multipla, Istituto Don Gnocchi - Milano); V. Cosi e R. Bergamaschi (Istituto di Neurologia Casimiro Mondino , Università di Pavia); V. Martinelli e M. Gironi (Clinica Neurologica, Ospedale San Raffaele - Milano); G. Scarlato e E. Scarpini (Clinica Neurologica, Ospedale Maggiore l, Università di Milano); A. Zibetti e S.M. Baldini (Centro Studi Sclerosi Multipla, Ospedale S. Antonio Abate l - Gallarate); A. Lugaresi e F. Marzoli (Clinica Neurologica, Ospedale SS. Annunziata , Università di Chieti); R. Totaro (Clinica Neurologica, Ospedale Coppito - L'Aquila); B. Viti e C. Taus (Clinica Neurologica, Ospedale Regionale Torrette, Università di Ancona); P. Gasco e L. Colla ("Centro Recupero Rieducazione Funzionale", Ospedale S. Spirito - Casale Monferrato); D. Morgando e A. Di Sapio (Divisione di Neurologia, Ospedale Molinette - Torino); F. Perla e M.G. Rosso (Divisione di Neurologia, Ospedale S. Croce - Cuneo); M. Trojano, F. Giuliani e D. Paolicelli (Dipartimento di Scienze Neurologiche e Neuropsichiatriche, Università di Bari); P. Simone e R. Cioffi (Divisione di Neurologia, Ospedale Soccorso – S.G. Rotondo); A. Reggio e F. Patti (Istituto di Scienze Neurologiche, Università di Catania); G. Savettieri (Istituto di Neuropsychiatria, Università di Palermo); P. Annunziata e S. Pieri (Clinica Neurologica, Università di Siena); C. Bardi e G. Marcacci (Divisione di Neurologia, Presidio Ospedaliero - Livorno); G. Meucci (Clinica Neurologica, Università di Pisa); D. Orrico (Divisione di Neurologia, Ospedale Santa Chiara - Trento); P. Sarchielli (Divisione di Neurologia, Ospedale Monteluce - Perugia); R. Urciuoli e M. Giuglietti (Divisione di Neurologia, Ospedale Silvestrini - Perugia); B. Tavolato e S. Marangoni (II Clinica Neurologica, Ospedale "Geriatrico" , Università di Padova).

Bibliografia

1. Amato MP, Battaglia M Caputo D et al (2000) The costs of multiple sclerosis: a cross sectional multicenter cost of illness study in Italy. J Neurol 249:152-63
2. Imman RP (1984) Disability indices, the economic costs of illness and social insurance: the cost of MS? Acta Neurol Scand Suppl 705:46-55
3. Carton H, Loos R, Pacolet J, Versieck K, Vlietinck R (1998) Utilization and cost of professional care and assistance according to disability of patients with multiple sclerosis in Flanders (Belgium). J Neurol Neurosurg Psychiatry 64:444-450
4. Holmes BA, Madgwick T, Bates D (1995) The cost of MS. Br J Med Econ 8:181-193
5. Henriksson F, Jonsson B (1998) The economic cost of multiple sclerosis in Sweden in. Pharmacoeconomics 13:597-606
6. Murphy N, Confavreux C, Haas J, Konig N et al (1988) Economic evaluation of multiple sclerosis in the U.K., Germany and France. Pharmacoeconomics 13:607-622
7. Blumhardt L, Wood C (1996) The economics of multiple sclerosis: a cost of illness study. Br J Med Econ 10:99-118
8. Henriksson F, Fredrikson S, Jonsson B (2000) Costs, quality of life and disease severity in multiple sclerosis: a cross sectional study in Sweden. Stockholm School of Economics, Stockholm

Conclusioni

M.P. Amato

L'approccio al concetto di salute e di assistenza sanitaria è cambiato profondamente negli ultimi anni, da quando è stata riconosciuta l'importanza delle conseguenze sociali della malattia e del miglioramento della QdV come obiettivo degli interventi medici.

In particolare, nelle malattie croniche e invalidanti come la SM, che peraltro non riducono in misura significativa l'aspettativa di vita, uno degli obiettivi primari del trattamento è ridurre l'impatto della malattia sulla vita del paziente.

Negli ultimi anni la valutazione della QdV si è pertanto affermata come parametro di valutazione nei trial terapeutici dei nuovi farmaci impiegati nella SM, al fine di fornire una visione più globale degli effetti della terapia, che includa il giudizio personale del paziente.

Alcune indicazioni importanti derivano dai primi studi trasversali sui rapporti tra intervento terapeutico e QdV dei pazienti con SM. Altri studi hanno iniziato ad affrontare il problema dei costi socio-sanitari della malattia nello specifico della realtà italiana, fornendo importanti orientamenti per le politiche di intervento sanitario nei prossimi anni. Sono stati inoltre messi in luce i vantaggi del modello di assistenza domiciliare, rispetto a quello "tradizionale" ospedaliero, soprattutto nei pazienti con i gradi più elevati di disabilità.

I futuri indirizzi di ricerca dovranno affrontare alcuni problemi ancora irrisolti, relativi in particolare alla validazione e standardizzazione degli strumenti di misura della QdV e al loro utilizzo in particolari situazioni cliniche. Sono inoltre in corso studi volti a identificare i costi intangibili della malattia, e a valutare come lo scenario relativo ai costi sociosanitari della SM si sia modificato a seguito dell'introduzione nel mercato italiano di nuovi agenti terapeutici, quali l'interferone beta e il glatiramer acetato. A fronte dei numerosi studi trasversali pubblicati in letteratura, saranno infine indispensabili indagini di tipo longitudinale per fornire ulteriori preziose informazioni sul rapporto costo-benefici nell'impiego di tali farmaci.

Indice analitico

Assistenza 29
   domiciliare 30
   ospedaliera 30

Costi sociosanitari 37
   diretti 37
   indiretti 37
   intangibili 37

Danno neurologico 6
Disabilità 6

Etica e medicina 10

Handicap 6

Indicatori di salute 10

MuSIC 38

Scale di valutazione 17
   SIP 21
   SF-36 22
   MSQOL-54 23
   FAMS 23
   MSQLI 25
   RAYS 25
   HAQUAMS 25

Scienza sociale 10

Qualità della vita 5
   definizione 6
   correlati clinici 11
   impatto delle terapie 11

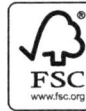

MIX
Papier aus verantwortungsvollen Quellen
Paper from responsible sources
FSC® C105338

If you have any concerns about our products,
you can contact us on
ProductSafety@springernature.com

In case Publisher is established outside the EU,
the EU authorized representative is:
**Springer Nature Customer Service Center GmbH
Europaplatz 3, 69115 Heidelberg, Germany**

Printed by Libri Plureos GmbH
in Hamburg, Germany